护理风险管理:经典案例分析

主编:王春英　　陈丽君
　　　傅晓君　　陈　瑜

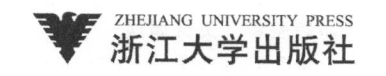
ZHEJIANG UNIVERSITY PRESS
浙江大学出版社

图书在版编目(CIP)数据

护理风险管理：经典案例分析 / 王春英等主编. —
杭州：浙江大学出版社，2022.1(2023.8 重印)
ISBN 978-7-308-22153-5

Ⅰ.①护… Ⅱ.①王… Ⅲ.①护理－风险管理 Ⅳ.
①R47

中国版本图书馆 CIP 数据核字(2021)第 258784 号

护理风险管理：经典案例分析

主编：王春英　陈丽君　傅晓君　陈　瑜

责任编辑	潘晶晶
责任校对	季　峥
封面设计	雷建军
出版发行	浙江大学出版社
	(杭州市天目山路 148 号　邮政编码 310007)
	(网址：http://www.zjupress.com)
排　　版	杭州晨特广告有限公司
印　　刷	浙江新华数码印务有限公司
开　　本	880mm×1230mm　1/32
印　　张	4.625
字　　数	133 千
版印次	2022 年 1 月第 1 版　2023 年 8 月第 3 次印刷
书　　号	ISBN 978-7-308-22153-5
定　　价	28.00 元

《护理风险管理:经典案例分析》
编委会

前　言

　　临床护理工作是医疗卫生服务必不可缺的重要环节,护士始终处在医疗服务的最前线。早前就有专家指出:只要有医疗活动,就必定存在医疗风险。医疗行业属于高风险行业,护理人员又被称为"生命卫士",道出了护理工作的重要性、技术性和风险性。护理人员在进行各种治疗和护理过程中有可能发生一些不安全事件。如果工作上稍有疏忽,就会影响患者的安危及自身安全,最终产生医疗纠纷。

　　护理安全是护理质量管理的核心,安全不仅是患者和医护人员对疾病治疗的最基本需求,更是医疗工作的重中之重!然而在实际临床工作中,不安全事件的发生又具有自然性和不确定性。因此,护理人员不仅需要细致、敏锐的观察力,扎实的专业知识及操作医疗仪器设备的技能,更要有有效规避和妥善处理各种风险的能力,从而保障患者安全,提高护理质量,减少医疗纠纷。特此,中国科学院大学宁波华美医院(宁波市第二医院)护理部组织编写了《护理风险管理:经典案例分析》,对风险案例进行分析和探讨,为减少和规避临床护理风险事件的发生提供借鉴。

　　本书精选了 20 个典型护理风险案例,根据临床护理风险事件在种类、科室和时间等方面分布的特点,分析风险事件发生的可能原因,是一线临床护理管理者及骨干成员多年临床护理风险管理经验和实践探索的总结。主要内容包括临床各科室护理风险案例介绍,从服务意识、人文关怀、医嘱执行、护理操作、病情观察、转科交接、跨科收住、压力性损伤和跌倒预防、管道管理、药物管理、常用警示标识、护理文书等诸多护理因素分析风险点,有针对性地对风险点提出相应措施,并强调特别需要注意的关注点,以及提供相关文献资料。全书对临床常见护理工作中可能发生的风险事件,深入浅出地进行了多角度、全方位、深层次的讨论分析,真正有效地帮助护理人员在日常工作中早期识别存在的和潜在的风险,查找工作中的薄弱环节,积极采取对策,提高护理风险防范意识和能力,极大限度地降低因护理工作导致的不良事件的发生概率,确保患者安全,为临床护理风险事件的防范和处理提供参考依据。

本书以科学性、实用性、指导性为原则,结合实际案例分析,资料翔实,条理清晰,通俗易懂,将对提高护士风险防范意识,预警风险的发生,保障患者医疗、护理的安全起到积极的作用,为职业安全奠定基础。本书对新进的和有着多年工作经验的护理人员都有一定的帮助和借鉴作用,可供学习参考。

由于编者水平及时间有限,书中可能存在一些疏漏和不足,敬请广大的专业人士及读者提出宝贵建议,以便日后修订和完善。

编者

2021 年 11 月

目　录

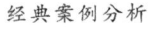**护理风险管理：**
经典案例分析

第一部分

概 述

第一章　护理风险概念

一、护理风险定义

护理风险是指从事护理工作所具有的并由护士承担的风险，通常包括经济风险、政治风险、法律风险及人身风险等。护理风险始终贯穿在护理操作、处置、配合抢救等各个环节和过程中，一旦发生护理差错或事故，不仅会影响患者康复，还会给医院带来医疗纠纷。为了有效地规避护理风险，防范和减少护理纠纷的发生，为患者提供优质安全的护理服务，必须实行有效的护理风险管理。

二、护理风险监控

护理风险监控是对护理服务全过程实施的动态监测，并对一切不安全事件进行分析、预警，为医院预防风险、解决风险提供依据，从而保证医院护理工作的安全运行。护理风险监控要求建立医院护理风险监控信息管理小组，在护理部组建由护理部-科护士长-病区护士长组成的住院患者护理风险监控信息管理三级监控体系，修订完善各类护理风险评估，设计护理风险评估监控传报系统模块，实施护理风险评估监控传报，实时跟踪监控。护理风险监控流程详见图 1-1。

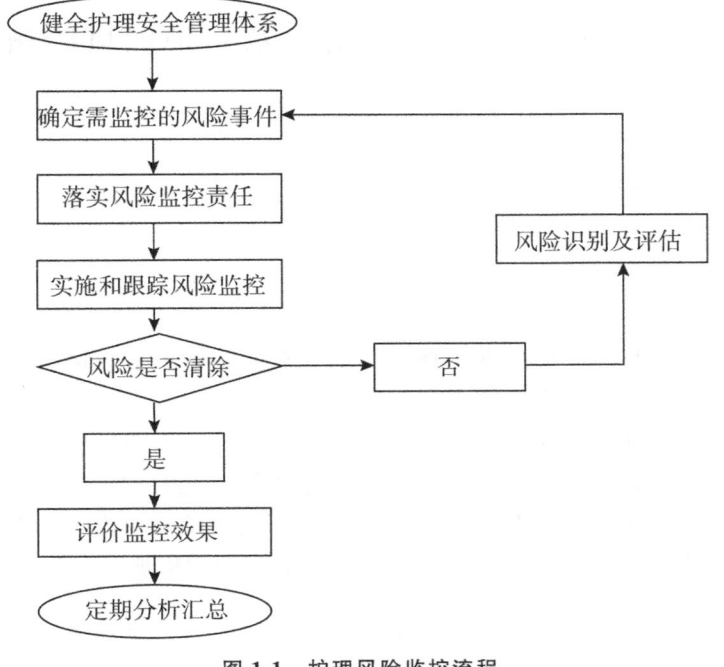

图 1-1　护理风险监控流程

（何雁飞、傅晓军、陈丽君）

第二章　护理风险的识别与防范

一、护理风险的分类

(一)护理风险识别

护理风险识别指对一切影响质量管理的原因与现象都应有主动估计及预见,即风险评估。评估的意义在于有效地防范风险的发生,并提出风险可能存在的各个环节(包括管理在内),如工作制度贯彻不力、工作安排和工作程序设置不合理、护士因素、患者病情或心理复杂及其管理混乱、潜在差错事故隐患,以及其他一些特殊因素等。我们要非常重视风险的识别,如护理质量环节中存在的风险与潜在危机,分析其原因,及时识别护理风险。在临床中常见的风险有以下 3 种。

1. 患者因素所致的风险

(1)患者疾病因素所致的风险:患者疾病发生发展的复杂性、多变性是产生护理风险的重要因素。在临床上经常看到,相同的疾病有不同的症状,不同的疾病却有相同的症状,疾病的发展转归也呈现出多样性和复杂性,这使护理行为产生一定的风险隐患。患者个体的不确定性也易产生护理风险,如高度过敏体质患者,应用药物时发生过敏反应的危险。

(2)患者就医行为所致的风险:护理是护患双方共同参与的一项活动,护理活动的正常进行有赖于患者的密切配合和支持。患者的就医动机和行为对疾病转归有着重要影响。如患者有冒险的行为、不健康的生活方式或采取不合作的态度,护理过程的风险将会上升。

2. 护理行为所致的风险

(1)护理行为特殊性所致的风险:护士是国家法律承认具有护理行为能力的人,依法行使一定的权利和承担一定的义务。作为护士,在决定进行某项护理操作时,须根据专业经验及患者从中获益和潜在风险所占比例等因素进行评估,如果预期的收益较风险大,则建议患者接纳风险,实施相关治疗。

(2)护理行为局限性所致的风险:护士的护理行为经常受许多因素的影响和条件制约,往往具有一定的局限性。患者及其家属来到医院,都是希望治好病,解除痛苦,希望护士技术高超,药到病除等,但由于医疗水平的局限,一些疾病当前还无法治愈,造成患者及其家属的不理解,从而诱发风险。

(3)护理人员因素所致的风险:护理人员的素质或数量等从不同方面影响着护理风险。部分护理人员自身法律意识淡薄、人文科学和社会知识缺乏、专业技术水平低下,以及护理人员的配置失调等,都会给患者带来隐患。而各种新技术、新项目的大量引进,也加大了护理工作中的技术风险。

另外,有人采用问卷法进行了调查,发现对护理风险认知率低的表现有护理记录不完整、专科技术护理操作不当、法律意识淡薄、服务观念滞后、后勤保障、日常护理的自觉行为、护理投诉等。认知率低必定是风险发生的潜在危机。

3. 系统因素所致的风险

在医院系统中,医疗设备运行及医疗服务实践实际上是一个动态过程,所有人员、设备、服务都存在风险:如管理者思想麻痹,管理不力,要求不严,对护理工作各个不安全环节缺乏预见性,未及时主动采取措施,或风险来临时采取的措施不力;如呼叫系统突发故障而延误患者抢救;如地面湿滑致患者跌倒等。

(二)风险分类

1. 按风险性质

依据风险事件的性质,可将护理风险事件分为 4 个方面:①护理差错事故(如因执行医嘱给药不当发生的给药错误,因护士对患者信息查对不当引发的执行医嘱错误,因护理操作不当给患者造成额外伤害等);②投诉事件(如因护士服务态度不好引发患者投诉,因病情观察不到位引发护患纠纷,或因护士操作技术欠缺引发患者方投诉等);③意外事件(如患者输液反应、跌倒、自杀);④劳动纪律问题(如护士脱岗)。

在临床科室的护理风险管理中,也有将风险作医疗事故、医疗意外、医疗纠纷、并发症等的分类。

2. 临床风险高危因素

有人采用问卷调查就护理差错发生的环节、人群、意识、时段等方面的高危因素进行了详细调查,结果显示:①治疗抢救风险性大、交接班、医护耦合性环节是高危环节;②操作不规范,实习护士,知识老化护士,责任心不强、业务能力较差的护士是高危人群;③工作繁忙、交接班前后、中午和夜班、节假日时间是高危时段;④主观意识过强、安全意识淡薄、法治观念不强是高危意识。

这些因素易导致护理差错发生。

3. 按专科疾病护理分类

调查分析发现:①急诊护理操作过程中存在吸痰、压力性损伤、刺激性药物输液等风险类别;②手术室护理工作中与规章制度落实问题相关的风险类别,如接送患者、交接班、标本留取、手术物品清点、消毒隔离等;③产房护理风险种类分为用错药、意外事件(因地面湿滑或应用镇静剂操作失误导致的产妇坠床、滑倒及新生儿碰伤)、分娩并发症(阴道壁血肿、产后大出血、羊水栓塞、会阴Ⅲ度裂伤、新生儿窒息、脐带脱垂、新生儿产伤、子宫破裂)、异物遗留阴道内、切口感染和新生儿抱错等。

◆ 二、护理风险评估

护理人员实施医疗服务行为之前，应充分评估医疗行为可能面临的各种风险。护理人员预测医疗行为风险是通过护士的评估、执行护士的观察、上级护理人员查房指导等环节来实现的。护理人员决定对患者实施护理行为之前，应当对患者实施特定护理操作所面临的各种风险和利弊有一个全面和科学的判断，这种判断的准确性是护理操作成功的基本保证。护理人员要想准确判断护理操作所存在的种种风险，是以护理人员的医疗技术水平、经验、责任心，以及护理人员对患者疾病状况和身体状况的准确把握为前提的。

评估护理操作所带来的风险，一般包括以下 3 个层次。

1. 护理操作中的一般风险

护理操作中的一般风险是指所有护理操作都可能面临的风险，是护理工作中存在的普遍问题，因而是所有护理操作都必须要重视和严格防范的问题。

2. 具体护理操作的风险

就某一具体护理操作而言，由于具体的护理操作需要达到特定的护理目的，常涉及患者身体特定部位或者有特定的技术风险。每一个具体的护理操作，既有其技术要领，也有其经常出现的薄弱环节。分析、评估清楚这些风险，让护理人员牢记并在实际工作中谨慎注意，可以有效避免护理风险发生。

3. 针对具体患者的特殊风险

针对具体患者的特殊风险主要是患者的个人身体状况、其他疾病、既往损伤和治疗对患者的影响，因人而异，需要具体情况具体分析。针对具体患者的特殊风险的预测，主要取决于护理人员对患者健康状况的掌握程度。

● 三、护理风险的防范

1. 风险教育

风险教育是提高防范护理风险的基础。要使护理人员充分认识到护理风险存在于护理工作的各个环节,护士在工作中都难以避免其风险。为了尽量减少风险,需要对风险实行主动管理。作为护理人员应当掌握风险管理的四要素:①同情(compassion),对患者要表现出同情心;②交流(communication),与患者及其家属交流,同时也要与医疗伙伴交流;③能力(competence),要具备应有的专业技能;④表格化(tabulation),及时书写,规范记录,并保证记录清楚、连续、完整。

2. 提高护理技术水平和职业道德素养

护理人员须进行质量意识、护理缺陷安全教育,树立爱岗敬业精神,对工作具有强烈的事业心和责任感。必须做到以下几点。

①认真执行各项规章制度和护理操作规程,不断更新专业知识,熟练掌握新仪器的使用,努力提高专业技术水平。②进行各项护理操作均需履行告知程序,护理人员有义务向患者说明操作目的及相关事项,充分尊重患者的知情同意权,在取得患者及其家属理解同意下执行。③工作时间严格遵守劳动纪律,坚守岗位,不随意脱岗。④维护全局,注重医护配合,学会有效的沟通技巧,加强护患沟通。⑤按护理级别要求巡视患者,认真观察患者病情变化,按要求规范书写护理记录。⑥进行各项技术操作时,要严格遵守操作规程,执行"三查八对"制度。⑦进行无菌技术操作时,严格执行无菌技术操作规程。⑧注意药品配伍禁忌,密切观察药物不良反应。⑨病房各类药品放置有序,加强安全管理,确保患者用药安全。如高警讯药品单独放置并有醒目标识;一品多规、听似、看似的药物应分开放置,并有相应标识。⑩护理用具、抢救仪器要定人定期检查,保证处于备用状态;护理人员要熟悉放置位置,熟练掌握各种仪器的使用方法。⑪按规定认真交接班,危重患者、新患

者、年老体弱患者、手术患者、特殊检查患者及突然发生病情变化患者等要床头交接班。⑫按有关规定使用一次性医疗物品,并定期检查,防止过期、包装破损、潮湿、污染等现象发生。⑬按规定处理医用垃圾,防止再次污染及交叉感染,给患者带来伤害。⑭住院期间要保证患者安全,防止各种意外发生。⑮如出现护理差错或护理投诉,按规定及时上报科室领导及护理部,不得隐瞒,并保存好病历。

护理风险防范是一项长期的、持续性的工作,需要不断强化护理人员防范风险的意识,提高应对能力,健全护理风险管理机制,有效地推进科学化、系统化、制度化的护理质量管理工作,真正为患者提供更加安全、有序、优质的护理服务。

(何雁飞、傅晓军、陈丽君)

第三章　护理风险管理

● 一、护理风险管理概念

医院护理风险管理是一种管理程序,是对现有和潜在的护理风险的识别、评价和处理,以减少护理风险事件的发生及风险事件对患者、护理人员、医院造成的危害及经济损失。在护理管理中运用风险管理,不仅可以规范护理程序,而且可以改善护患关系,提高护理质量。

● 二、护理风险管理程序

护理管理的目的是使护理风险系数降到最低限度,保障患者与护士的安全。护理风险管理程序包括 4 个阶段:①护理风险分析;②护理风险评估;③护理风险控制;④护理风险监测(图 1-2)。在护理风险的管理过程中,这 4 个阶段周而复始构成一个风险管理的循环周期。每一次循环都是在前一个循环使护理质量得到提高、风险得到有效控制的基础上的进一步循环,在旧的风险得到控制和解决的基础上对新认识或者新发现的风险进行管理。

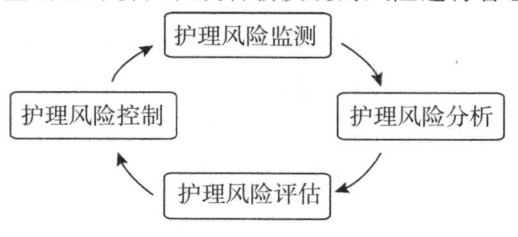

图 1-2　护理风险管理程序

护理风险管理：

经典案例分析

1. 护理风险分析

护理风险分析是对潜在的安全隐患和客观存在的各种护理风险进行系统识别和归类，并分析产生的原因，这是护理风险管理程序的第一步，是整个护理风险管理工作的基础。通过全面地分析研究各个环节可能发生的风险事件，防患于未然。充分认识临床护理工作中可能存在的风险，对引起风险发生的可能原因通过汇报、质控组分析会、风险会诊等活动，明确风险发生因素（如人员、物品、器械、环境、制度和程序），进一步明确风险发生在哪一个环节，从而制定出避免风险的具体措施。

2. 护理风险评估

护理风险评估是对风险发生的可能性和可能造成的损失的严重程度、发生频率进行评估，划分风险的级别，从而提高护理人员对于该风险的重视程度。对于高风险护理项目要组织护理人员进行专题研究，制定有效解决策略，持续跟踪并纠正情况。

3. 护理风险控制

护理风险控制是护理风险管理的核心内容，是应对风险事件的措施，主要包括风险预防和风险处置两方面。风险预防即通过各种手段，达到预防风险的目的。风险处置包括风险滞留和风险转移。风险滞留是指由医院自身承担风险；风险转移是指将风险转移到其他机构，如医疗保险等。护理人员在执行高风险护理操作时，对护理风险评估中制定的避免风险发生的措施要予以落实，提高风险发生的防范意识，一旦出现相应的风险，及时识别并采取针对性的补救措施，从而避免危害发生，降低风险造成的损害。

4. 护理风险监测

护理风险监测是对风险管理手段进行评估分析，为下一周期提供更好的决策。风险管理组织对风险防范措施的执行情况进行检查，每月或每半年对风险事件进行分析，评价风险防范措施的有效性，并适时予以纠正，以便下一阶段进行整改，杜绝类似事件发生。

◆ 三、护理风险管理流程

护理风险管理流程见图 1-3。

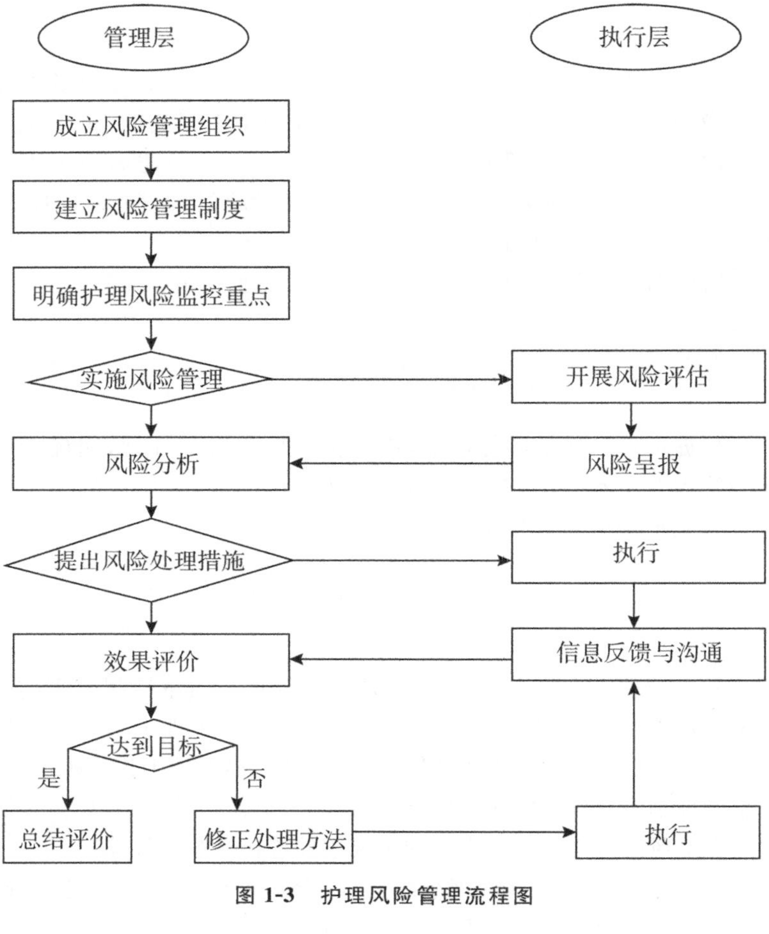

图 1-3 护理风险管理流程图

（何雁飞、傅晓军、陈丽君）

第四章 护理风险管理制度与防范措施

临床护理是高风险行业。临床护理过程中,护士与患者直接接触最多,很多的治疗处置最后都是通过护士来完成的,护士也是这些治疗处置的最后把关者。护士的工作失误将给患者造成直接伤害,使得护理风险大大增加。做好护理风险管理,防患于未然,才能最大限度地控制和规避护理风险,保障护理安全,提高护理质量。医院对护理风险的管理应从以下几个方面展开。

一、制定护理风险管理计划

根据护理工作的实际情况,制定护理风险管理计划,明确护理风险管理对象和范围,制定护理风险防范措施等,并按计划系统地进行医院护理风险管理工作。

二、建立护理风险管理组织,加强风险监控

建立护理风险监控组织,将护理风险管理与质量控制紧密结合起来。负责全院护理质量控制的护士长是风险管理组织的核心成员。护理人员在质量检查中如发现问题,必须提醒护士长呈报风险。风险管理小组发现的问题,也是质量控制人员监控的重点,质量控制人员会对风险管理小组所发现的重要事件进行持续性跟踪。

每季召开护理风险管理小组会议,分析护理现状及问题,提出有针对性的防范措施;护理部由专人负责具体实施护理风险管理,及时收集存在和潜在的护理风险信息及情况,识别在护理工作中可能出现的风险问题。

三、增强护士风险防范的意识和能力

（1）从增强护理人员风险管理意识入手，举办《医疗事故处理条例》（以下简称《条例》）学习班，学习法律法规和部门规章，请医疗律师进行专题讲座。

（2）组织医疗、护理纠纷的个案分析会，组织学习各项规章制度。

（3）在全院护士范围内开展风险管理意识的讨论，每月征集护理风险案例讨论的相关信息，增强护理人员的风险识别能力和责任感。

（4）加强护士基础护理知识和基本技能培训，按计划分层对护士进行规范化培训和护理继续教育，培训考核护理安全管理的规定及程序，增强防范护理风险的意识，提高护士防范和化解护理风险的意识和能力。

（5）加强护患沟通，建立良好的护患关系，这对化解护理风险也很有意义。

四、健全护理风险管理机制

风险管理是一个全新的管理理念。护理风险管理的理念是把发生护理不安全事件后的消极处理，变为护理不安全事件发生前的积极预防。科学、完善、合理的规章制度是防范风险的良好基础，严格制度落实是防范差错事故的保证。

1. 制定护理风险管理制度

（1）护理部对照《条例》分析存在和潜在的护理风险问题，制定和修订护理风险管理制度，内容包括压力性损伤管理、坠床/跌倒管理、交接班制度、危重患者转科/转运制度、输血/输液安全管理等。

（2）规范全院各科室各类人员职责，明确护士各班次工作程序、重点和标准。

（3）制定《节假日护理安全管理规定》《护理安全用药规范》，对特殊用药（高浓度电解质、胰岛素、化疗药、毒麻限剧药等），严格落实二人备药核对制度。

（4）制定护理新操作、新物品准入规定。

（5）健全并规范护理业务技术质量管理，制定各专科护理常规、基础护理操作规程及专科护理操作规程。

（6）规范遇火灾、盗窃、停电、停水等事件发生时的处理和上报流程。

（7）制定《护理病历书写管理规定》，以及临时适宜的各种专科护理记录单。

2.健全护理风险管理系统

风险管理系统包括不良事件上报系统、学习系统和责任系统。建立风险管理系统不仅可以促进个人能力的提高，还有助于安全体系的完善。

（1）不良事件上报系统：美国医学会提倡，构建一个安全卫生系统最大的挑战是改变理念：即从指责犯错误的个体转向"视错误为促进安全的机会"。要督导、鼓励护理人员及时上报安全隐患，建立不良事件、安全隐患自查报告制度、护理缺陷分享制度等，引导护理人员转变观念。上报的目的不是惩罚，而是在第一时间采取补救和整改措施，降低风险危害，保护护理人员。

（2）风险学习系统：主要针对事件而言，即关注"发生了什么？""发生的原因？""流程中的隐患？""有错吗？""错在哪里？""年轻护士如何把好自己的关？""管理者/高年资护士如何把关？""怎样做才能防止以后再次发生？"等。

（3）风险责任系统：针对的是个人，从本质上分析当事人是否关注系统的安全问题，能否胜任安全工作。护理管理者要检讨执行分工的责任，护士要反思自己行为的责任。

风险管理各系统间的互补作用，能够科学地处理不良事件。护理风险管理系统的目的不是关注谁犯了错误，而是剖析根源，针对工作流程中的问题制定整改措施,吸取教训,提高认识和警觉性,从而达到消除护理安全系统疏漏,不让类似事件再现。

3. 细化并规范护理过程管理

(1)将护理的各个环节和过程重新分析,发现存在和潜在的风险。制定《防范意外事件的护理预案》,明确护士发现风险事实或潜在风险的因素,及时调查、记录、汇报并采取相应对策,制定《护理意外事件报告表》。

(2)建立护理告知、签字制度,对特殊患者、特殊情况实施家属告知签字制。

(3)规范新护士入科教育内容,规范护理带教,言传身教,做到放手不放眼。

4. 严格管理护理物品,保证仪器质量

了解并掌握各种护理物品、用品和医疗仪器的质量,规范报告护理物品和仪器等问题的流程;制定各专科仪器操作程序手册,并挂于仪器旁。

5. 协调相关科室部门工作

协调好护理工作与相关科室部门对接的工作。主动与相关科室、部门共同分析工作中的问题,查找原因,明确职责,协商解决,并在护士长会上及时反馈有关信息。

6. 健全严密的监控系统

(1)多方位、多途径、多视角收集信息:护理部每季度调查护理服务满意度,或护士长每天巡视病房并征求患者的意见,定期到辅助科室及相关部门了解情况。

(2)通过随访每月了解出院患者的意见,及时掌握各种信息,发现安全隐患,综合评价护理风险管理的成效。

(3)加大督导护士长/护理组长的管理工作力度:护理部每月检查护士长/护理组长落实岗位责任制情况,监督、指导质量控制、业务查房、护理不良事件分析讨论会等。

(4)监督风险管理计划和护理规章制度的落实:护理部对照各项规章制度,检查评估护士的遵规行为,引导护士履行法律行为。

（5）有效地处理患者及其家属的意见：护理部设立护理意见及建议记录本，详细调查记录事情经过，视情节轻重对违纪违规当事人给予批评教育。

（6）持续质量改进：护理部对每一起护理不良事件，每一个护理问题均与相关科室进行严格认真的分析，找出问题的原因，制定改进的措施，修改完善相关规定，不断地改进护理工作。

护理风险无处不在，如何有效规避风险，尽可能地降低风险事件的发生概率，是安全护理的目标。只有不断地提高自身素质，增强识别风险的能力与意识，主动查找工作中存在的安全隐患，不断强化风险管理监管体制，克服管理中的薄弱环节，才能真正防范风险事件的发生，提高护理质量。

（何雁飞、傅晓君、陈丽君）

第二部分

风险案例分析

案例 1:外周静脉穿刺风险

一、案例经过

患者刘某某,女,62 岁。因反复头晕 3 个多月,于 2020 年 1 月 11 日以"脑动脉供血不足"收入院。入院查体:体温 37.1℃,脉搏 70 次/min,呼吸 18 次/min,血压 142/67mmHg(1mmHg=0.133kPa)。神志清,精神可,步态平稳,对答切题,双侧瞳孔等大等圆,对光反射灵敏,眼球活动无殊,额纹对称,伸舌居中,鼻唇沟对称,示齿口角无歪斜,颈软,颈静脉无充盈,四肢肌张力无增高减低,四肢肌力 5 级,深浅感觉无殊。双侧共济活动协调,稍感头晕,偶感头痛,有眼部不适,右手指关节疼痛,伴晨僵。既往有高血压、糖尿病、糖尿病视网膜病变、室性期前收缩等病史。医嘱予Ⅱ级护理,低盐低脂糖尿病饮食,降糖、降压、营养神经、改善循环等对症支持治疗。

1 月 19 日 8:30,患者找护士长诉说前天(1 月 17 日)上午护士静脉穿刺时将其左手背神经刺伤,现出现左小指麻木。仔细询问患者当日穿刺经过。患者回忆当时穿刺时第 1 次进针疼痛非常明显,痛得双下肢都不由自主弹跳起来。然后护士又反复来回进针几次才穿刺成功。输液结束后护士未告知相关注意事项,患者左手照常进行日常活动及持重物,次日(1 月 18 日)开始出现左小指麻木。询问当时护士,穿刺部位是左手尺侧静脉,穿刺时患者疼痛的确比较明显,并反复来回进针 2 次直至穿刺成功。

9:50 护士长了解情况后抚慰患者及其家属,汇报主管医生,医生查体后考虑存在穿刺时触碰到尺侧皮神经可能。该患者医嘱长期使用甲钴胺注射液,予加用维生素 B₆ 片营养神经、理疗等对症治疗。告知患者疾病相关知识及注意事项。沟通后患者表示理解。

1月21日患者出院,出院时患者情绪稳定,头晕较前明显好转,右手指关节疼痛好转,左小指仍存在麻木。出院后继续给予营养神经等对症治疗。

二、案例思考

(一)风险点

1. 护士未掌握手背静脉的解剖知识。

2. 护士未掌握周围静脉输液操作并发症——神经损伤的临床表现,未能及时处理。

3. 患者穿刺时出现明显疼痛,护士后续未追踪疼痛改善情况。

4. 护士对患者健康教育不到位。

5. 发生特殊情况护士未提前告知护士长相关事项。

6. 患者神经损伤后未及时做肌电图。

(二)正确做法

1. 静脉输液是临床最基本的基础护理操作,临床应用最广泛且一直是护理工作者关注的问题之一。护士应掌握手背部浅静脉的解剖知识,避免静脉穿刺时造成患者疼痛加重,甚至神经损伤。手背部皮神经有桡神经浅支和尺神经手背支,分别分布于手背桡侧半和尺侧半的皮肤后,又各分为5条指背神经,分布于桡侧和尺侧两个半指近节指背皮肤,两神经之间有交通支,彼此重叠分布。从桡骨茎突至第1、2、3指蹼和尺骨茎突至第3、4指蹼的连线往往代表着手背皮神经的行程,可作为皮神经的体表投影。尺神经是臂丛神经的分支,在桡腕关节上方发出的手背支转向手背侧,分为深支和浅支:深支分布于小鱼际肌、拇收肌、骨间掌侧肌、骨间背侧肌及第3、4蚓状肌;浅支分布于小鱼际肌、小指和无名指尺侧半掌面皮肤。该患者手背皮肤表现的症状和发生位置与尺神经手背浅支分布区域完全吻合,属于手背浅支尺神经损伤。根据解剖观察结果,手背中部及腕背侧,即由桡骨茎突、尺骨茎突和第 3 掌骨连接而成的三角形区域,可称为"乏神经区"。此区域内,皮神经分布较少,神经与肢体纵轴呈斜行走向,与静脉干交叉,并不是紧密的伴行关系。对这个区域内的静脉干进行穿刺进针,刺到皮神经并引起疼痛和不适的可能性较小,可作为手背静脉穿刺时首选部位。其他区域的静脉穿刺可根据皮神经的体表投影来确定进针点及进针深度,以有效地减轻患者痛苦。穿刺时要认真察看被穿刺静脉与皮神经体表投影的关系,尽量避开神经血管的交叉部位,或尽量避开血管的神经侧,采用头皮针从血管正中刺入,把握好进针的角度和力度,不穿透对侧血管壁而损伤神经。

2. 护理过程中注重患者主观感受,重视患者主诉,在静脉穿刺过程中当患者出现过电感、麻木、剧痛等症状时,应立即停止操作,切忌反复穿刺。

3. 做好护理前指导工作。让患者能够认识到护理过程中可能会出现的一定程度的损伤,反复讲解静脉输液所存在的风险、可能发生的并发症,使患者了解皮神经损伤发生的原因、机制,引导患者积极配合护理工作。

4. 加强与患者的沟通和交流,对穿刺患者实施积极的心理护理干预。要从语言、动作方面安抚患者,获得患者的信任和依赖。同时,对患者进行积极的心理护理,指导患者积极配合穿刺采血工作,避免患者情绪紧张或不稳定造成血管痉挛。

5. 闭合性神经损伤后早期均有水肿、无菌性炎症,会影响神经恢复和再生;神经损伤本身及损伤的周围组织可产生瘢痕组织,导致神经粘连和被瘢痕压迫,神经支配区域的皮肤麻木、感觉丧失。如早期给予处理(如针灸、理疗、营养神经等干预),促使局部血管扩张、血流加速,改善局部血液循环,促进水肿消退、炎性产物吸收,改善局部营养状况,有利于神经再生,避免损伤的症状进一步加重。护理过程中,前 24～48h 内应给予患者冷敷,在后 3～7 天内改为热敷。结合患者实际情况,对不同皮神经损伤程度损伤的患者应分别给予肌肉注射维生素 B_{12},口服 B 族维生素、谷维素及维生素 C 等营养神经的药物,并进行局部按摩。行肌电图损伤判断。

6. 如果护理过程中发生皮神经损伤,患者可能出现怨气、不满情绪,甚至认为出现了医疗事故,觉得医院应给他们赔偿等心理变化。护理者应当耐心应对,针对此类情况第一时间给予患者心理疏导,取得患者的理解、认同及信任,从而减轻、改善患者的不良情绪。向患者解释静脉穿刺所引起的皮神经损伤一般预后良好,使患者心理压力减轻,保持心情愉快,主动积极配合治疗。讲明由于神经修复所需的时间较长,因此皮肤疼痛、麻木、针刺样不适感,一般需 4~8 周的时间,特殊情况需 3 个月至 1 年才能慢慢消失直至完全康复,使患者有思想准备,避免因治疗时间过长使患者产生疑虑,甚至不信任,引发医疗纠纷。

7. 治疗过程中,随时注意患者的情况,积极治疗患者因皮神经损伤引起的疼痛等不适。适量给予镇静、止痛药物,以促进睡眠、减轻身体痛苦,进一步改善患者的不良情绪,改善其心情,让患者能够正确对待治疗过程中的副作用,积极配合治疗,以提高治疗效果。

8. 低年资护士遇到护理中患者出现不满情况,无法自行解决的要及时汇报护士长,及早干预,以免事态扩大化。

(三)注意事项

1. 低年资护士要掌握输液相关的基础理论、静脉输液与手部血管神经解剖知识、静脉输液部位选择与输液并发症的关系。

2. 静脉输液是一种具有普遍性、技术性和专业性的治疗方式,在住院患者中的使用率为 79.1%～95.0%。对低年资护士进行静脉输液技能培训是一项必要的工作。规范培训不仅可提高操作技术的熟练度,也可提高低年资护士分析判断问题的能力,有利于提高整体护理质量。医疗事故处理条例规定,局部注射造成组织坏死,成人大于体表面积 2%,定为 4 级医疗事故。选择合格的穿刺部位可以减少患者痛苦,也是护士的责任。对护士进行静脉穿刺系统培训,可提高其风险意识,降低在静脉穿刺时部位选择的随意性。

♦ 参考文献

[1] 张朝佑.人体解剖学[M].3 版.北京:人民卫生出版社,2009.

[2] 林春华,敬玉霞.手背静脉穿刺致尺神经损伤 1 例[J].护理研究,2011,25(9A):2318-2318.

[3] 邓兆宏,王汉琴,王金勇,等.上肢浅静脉穿刺的应用解剖研究[J].中国现代医学杂志,2010,20(3):384-385.

[4] 聂姜,朱琳.头静脉穿刺致桡神经浅支损伤的预防及处理分析[J].大家健康(下旬版),2017,11(2):97-98.

[5] 秦桂英.多功能微波治疗仪对静脉穿刺引发皮神经损伤的疗效观察[J].大家健康(下旬版),2014,8(7):131.

[7] 杨乐,王清.低年资护士静脉输液规范培训的研究进展[J].全科护理,2016,14(26):2727-2729.

[8] 张韵.低年资护士规范培训静脉留置针穿刺的效果评价[J].上海护理,2016,16(6):88-90.

(黄丹凤、方喜喜)

案例 2：高渗药物外周静脉用药风险

患者徐某，男，50 岁，拟"肝恶性肿瘤、肝硬化失代偿期、慢性活动型乙型病毒性肝炎"于 2019 年 12 月 31 日收入院。该患者曾多次住院，一般情况差，存在腹胀、呕血、反复低血糖症状，本次住院医嘱予保肝、降酶、退黄、利尿、制酸、对症支持等治疗。2020 年 1 月 21 日 1:35，患者右手臂重置留置针静脉输液。

15:05 血生化报告示：血钾 2.60mmol/L，葡萄糖 2.89mmol/L。15:37 遵医嘱予以 10％氯化钾注射液 30mL＋生理盐水（NS）20mL 微泵静脉推注（静推），速度 10mL/h，同时予以 50％葡萄糖溶液 50mL，同一路静脉推注，速度 15mL/h。

1 月 21 日 19:00，患者诉静脉留置针穿刺处疼痛，数字分级评分法（NRS）评分 2 分，但未见渗液及其他症状，未予处理。

1 月 22 日 2:00，患者诉穿刺处疼痛，NRS 评分 3 分，周围皮肤可见两块瘀斑形成，予以拔除留置针。同侧手臂重置 1 枚安全型留置针，通畅。嘱患者延长按压原穿刺点时间。

1 月 22 日 9:30，责任护士发现患者右手臂留置针原穿刺处 3cm×5cm 破损及水泡，基底面鲜红，立即进行护理部造口伤口小组会诊。处理方式：严格消毒后抽液，生理盐水冲洗，泡沫贴覆盖。右手前臂破溃处每日予以生理盐水冲洗后，莫匹罗星软膏涂抹，纱布贴敷保护。

2 月 4 日 9:00，右手前臂破溃处局部结痂，周围有红肿现象。

2 月 8 日，患者自动出院，出院时右手前臂破溃处已结痂，周围红肿现象较前消退。

● 二、案例思考

(一)风险点

1. 在没有专人监护及心电图监测条件下行外周静脉泵钾,且未密切监测血钾、血糖、尿量情况,有发生高钾血症而导致心脏骤停、猝死的风险。

2. 高浓度、刺激性溶液输注未使用中心静脉导管,违反国家卫生行业标准《静脉治疗护理技术操作规范》(WS/T433—2013)。

3. 氯化钾和高糖都是高渗液体,对静脉刺激大,两种药物同时通过一个外周留置针泵注对静脉刺激更大,极易引起静脉痉挛、静脉血栓形成、严重静脉炎和组织坏死。

4. 同时输注氯化钾和高渗葡萄糖溶液,无异于用高渗葡萄糖溶液稀释钾盐,且会增加胰岛素释放,使钾向细胞内转移,而加重低钾血症。

5. 输注特殊药物无标识,未定时巡视观察局部输液状况,未做好交接班。

6. 患者前夜自诉疼痛时,护士未拔除留置针,未及时抽回血及观察穿刺处皮肤情况,无有可能发生静脉炎的风险意识。

7. 1月22日2:00发现穿刺处有瘀斑时未及时采取相应措施,却还在同一侧肢体进行外周静脉穿刺留置,有导致严重静脉炎发生的风险。

8. 药物外渗后的处理欠完善,缺乏相关检查,未排除静脉血栓。

9. 药物外渗后对患者及其家属未告知解释,有纠纷隐患。

(二)正确的做法

1. 正确评估患者病情、治疗及血管通路情况,对危重患者、住院时间久或应用特殊药物的患者，应与医生沟通后予以中心静脉置管，按照《静脉治疗护理技术操作规范》（WS/T433—2013）正确选择血管通路。

2. 严格掌握高浓度氯化钾微泵注射的使用范围。临床上，除心力衰竭及严格控制补液量的患者外，尽可能采取常规的静脉补钾方法，其钾浓度控制在 0.3%。如需静脉泵钾，必须使用中心静脉导管并确保有监护条件。同一条静脉严禁合用其他药物，特别是血管收缩药物及高渗性药物，以保证患者安全。

3. 人民卫生出版社出版的《实用内科学》第 14 版推荐：如危及生命的心律失常或瘫痪患者，可实行更高浓度（每 100mL 溶液中最高含钾 40mmol）和更高速度（最高达 40mmol/h）的补钾，但需通过中心静脉并且应用微量泵滴注。

4. 在补钾期间，应严密进行心电监测，观察心律、血压、心电图 ST 段及 QRS 波群变化，准确记录尿量，观察肾功能。尿少或肾功能不全者不能高浓度补钾。

5. 在静脉补钾过程中，需密切监测心电图和血清钾，在高浓度和（或）快速静脉补钾时，至少 1～2h 测血钾 1 次，以防患者突然产生高钾血症而发生心搏骤停；密切观察心率、呼吸、肌力、尿量情况，血钾到正常水平后，就停止静脉补钾，改为口服。

6. 密切监测血糖，因为持续高糖使用也容易导致低钾血症的发生。当患者血糖增高时，且高于肾糖阈，大量的葡萄糖进入尿中，尿渗透压增高，尿量增加，大量血钾进入尿中而排出体外，引起血钾下降；高血糖还会刺激胰岛素和肾上腺素的大量分泌，促使血钾转入细胞内，降低血清钾水平。

7. 加强巡视，及时评估患者血管通路及皮肤情况；关注患者的主诉，出现疼痛到峰值的时间；对所有输注过高渗液体的患者，即使前期静脉炎不明显也要引起重视，可以使用多磺酸黏多糖乳膏（喜辽妥）进行预防（涂在静脉走向上方），拔针后 3～5min 在针刺处用土豆片外敷以预防静脉炎。

8. 一旦发现氯化钾注射液或（和）葡糖糖等高渗液体外渗，应立即处理：①立即停止输液，用5mL注射器连接输液针头，抽吸输液针头及吸管内未进入皮下的药液；②应用50％硫酸镁溶液湿敷，预防静脉反应和疼痛；③使用马铃薯切片（厚度2～3mm），外敷时间越早，红肿消退越快；④及时请伤口造口小组会诊。

9. 密切观察外渗处肢体皮肤情况、渗出范围、是否有局部疼痛、疼痛分级、瘀斑、破损、渗液等情况，做好护理记录。

10. 做好后续监测指标的动态观察及病情评估工作，特殊药物输注做好标记和交接。

11. 做好患者及其家属的沟通工作，取得理解和支持。

12. 上报不良事件。

(三)注意事项

1. 严格按药典和护理规程执行补钾。培训护士对高浓度电解质使用风险、并发症的预见和处理，使其对患者用药后的不良反应有充分的把握和及时的处置能力。

2. 掌握静脉炎的预防、评估、分级、发生后的正确处理；出现静脉炎时可行B超检查以排除深静脉血栓。

3. 在工作中发现药物渗漏时，有时针头确在血管内且回血很好，不能以护理不当来解释。不能认为由于患者的全身状况及局部血管的条件所限，使药物更易渗漏到血管外。最主要的原因是静脉内压力增高。长期高渗液、碱性液输注后都会引起渗漏。

4. 10％氯化钾注射液微泵静推时应严密监护，非ICU病区不要盲目照搬所谓的"新技术"。

参考文献

[1] 鲜彤章,潘琦,王晓霞,等.住院2型糖尿病患者血钾稳态与糖代谢的关系[J].中华糖尿病杂志,2018,10(6):398-403.

[2] 贺彩芳,杨碎丽,张晓晓.高浓度氯化钾微泵静脉注射致近心端局部组织坏死3例[J].中华护理杂志,2004,11(39):878.

[3] 王玲,郑培培,曹辉,等.静脉输液药物外渗的处理及新型敷料的应用[J].血管与腔内血管外科杂志,2017,3(5):994-995.

[4] 王敏娟.10例肝硬化腹水合并低钾血症的病人高浓度静脉补钾的护理体会[J].中外健康文摘,2011,8(46):333.

[5] 刘美玲,杨丽梅,巩亚琴,等.五种常用敷料治疗静脉炎效果的网状 Meta 分析[J].中国实用护理杂志,2016,32(28):2235-2240.

[6] 陈奕伶.硫酸镁冷湿敷防治 50% 葡萄糖所致静脉炎的临床观察[J].医学信息,2014,(24):370.

[7] 陈灏珠,林果为,王吉耀。实用内科学[M].14 版.北京:人民卫生出版社,2013.

（张静静、蒋晔、陆萍）

案例3：硝普钠静脉用药护理风险

一、案例经过

患者张某某，女，76 岁，发现肝内占位 2 个月，出现纳差、乏力 2 周。既往有高血压、糖尿病、脑梗死后遗症 5 年，门诊拟"肝肿物，肺部感染，糖尿病，脑梗死个人史，原发性高血压"于 2020 年 3 月 16 日收入院。入院时患者神志清，精神软，皮肤巩膜无黄染，双下肢无水肿，自觉乏力，血压 150/85mmHg，右侧偏瘫，左侧肢体肌力下降，肌力 II 级。

医嘱用药：10％葡萄糖溶液 500mL＋10％氯化钾注射液 10mL＋维生素 B$_6$ 0.1g＋胰岛素 12U，静脉滴注（ivgtt），每天 1 次（qd）；生理盐水 50mL＋头孢地嗪钠 1.0g，ivgtt，每天两次（bid）；厄贝沙坦 150mg、阿托伐他汀 20mg 口服（po），qd，降压及利尿、护胃治疗。患者入院后口服降压药，血压控制在（121～145）/（58～105mm）Hg。

3 月 26 日，解少量黑便，医嘱予禁食，生长抑素及注射用血凝酶止血，停降压药口服，血压维持在（121～163）/（50～105）mmHg。

3 月 29 日，血常规：白细胞计数 7.1×10^9/L，红细胞计数 3.45×10^{12}/L，血红蛋白 91g/L。大生化：总胆红素 9.3μmol/L，肌酐 126.7μmol/L，尿素 8.86mmol/L，尿酸 752.3μmol/L，钾 2.92mmol/L，钠 134.3mmol/L，氯 88.2mmol/L，大便隐血＋＋＋。凝血酶原时间正常。早晨空腹血糖 20.03mmol/L。

3 月 30 日，6:00 血压 163/82mmHg，暂予继续观察。14:40 最高血压 174/96mmHg，无头晕不适，予心电监护监测。15:25 医嘱立即予硝普钠 50mg＋5％葡萄糖溶液 250mL，ivgtt，滴速20 滴/min。

15：30，患者呼之不应，瞳孔对光反射迟钝，血压测不出，四肢循环较差。立即暂停输液，更换输液皮管。遵医嘱立即予多巴胺160mg＋0.9％NS 250mL，ivgtt，根据血压调节滴速，鼻导管吸氧3L/min。

15：35，血压 64/32mmHg。

15：40，血压 143/56mmHg，患者神志转清，瞳孔对光反射灵敏，氧饱和度99％，停多巴胺滴注。

♦ 二、案例思考

（一）风险点

1. 患者有高血压史，入院血压 150/85mmHg，口服降压药厄贝沙坦＋利尿剂（其中利尿剂属于高血压一线用药，按照病情描述，护士以为利尿剂用途是利尿，但此患者双下肢无水肿），血压控制不稳定，波动较大。

2. 患者因解少量黑便禁食，同时停了口服降压药，导致患者的血压较前升高，至 3 月 30 日 14：40 血压最高 174/96mmHg，但患者无头晕不适，不属于高血压急症。此时使用硝普钠不合适。（根据药物说明书提示：硝普钠一般用于高血压急症、高血压危象、恶性高血压等治疗，该患者血压以及病情记录显示并未出现说明书类症状，有超说明书使用嫌疑）。

3. 14：40 到 15：25 硝普钠应用期间患者血压变化未知，使用硝普钠当时未按照用药规范监测血压。

4. 硝普钠可显著扩张小动脉与静脉血管平滑肌，从而降低外周阻力，有效改善心肌的缺血缺氧状态，改善患者的心功能；但硝普钠的降压作用剧烈，同时易诱发心率反射性加快，造成继发性心脑血管缺血现象。硝普钠的使用未采用微泵，静脉穿刺后未立即应用调节器调节输液速度，导致短时间内大量的药物进入体内，这足以导致敏感的患者休克。且手工调节滴速不宜控制，易受很多因素的干扰,硝普钠血流动力学监测复杂,滴速和剂量不易掌握,降压效应个体差异甚大,最好应用微量输液泵给药,微量泵的准确率为±3%。同理,多巴胺也应该使用微泵,病史介绍中多巴胺仍为静滴,且滴速不明。

5. 硝普钠为强效、速溶血管扩张剂,该药物作用迅速,静脉滴注给药后30s内起效,2min内可获得最大减压效应。部分患者对硝普钠较为敏感,可能出现血压骤降现象,所以硝普钠初始剂量应小,并根据血压逐步调整剂量至达到预期血压。患者使用硝普钠后护士是否留在床边观察患者情况? 有无第一时间发现患者休克? 护士需特别注意患者使用硝普钠后的反应。

6. 硝普钠用于降压的初始剂量一般为 $5\sim10\mu g/min$。案例中医嘱予硝普钠 $50mg+5\%$ 葡萄糖溶液 $250mL$,换算剂量后硝普钠含量为 $200\mu g/mL$,滴速为 20 滴/min,输液器 1mL 约为 20 滴,因此患者硝普钠输注的速度为 $200\mu g/min$。硝普钠初始剂量明显过大,容易造成患者血压急剧下降,存在风险。

7. 硝普钠需要避光使用,使用输液器时应采用避光输液器,否则遇光分解产生毒性物质。

8. 该患者既往有糖尿病,但未监测血糖。29 日患者空腹血糖 $20.03mmol/L$(空腹血糖正常值为 $3.9\sim6.1mmol/L$),血糖偏高。使用药物为:10% 葡萄糖溶液 $500mL+10\%$ 氯化钾注射液 $10mL+$ 维生素 B_6 $0.1g+$ 胰岛素 12U,ivgtt,qd;3 月 30 日的降压药溶剂为 5% 葡萄糖溶液 $250mL$(静滴),使用前未监测患者血糖,易引起患者血糖升高,造成糖尿病酮酸症,甚至昏迷,存在风险。

9. 改用多巴胺后,血压上升,立即停用多巴胺,存在风险。

10. 患者血钾 $2.92mmol/L$,未监测电解质,存在风险。

11. 病情评估未动态,血压、血糖、黑便的相关资料收集都不全,如使用利尿药后未观察尿量;3 月 26 日后禁食,无血糖记录;3 月 30 日患者是否出血已止或者好转,是否已经可以进食,时隔 4 天,没有这些后续评估记录。

12. 治疗和护理措施未随病情变化有针对性跟进,如:3 月 26

日解少量黑便；29 日空腹血糖 20.03mmol/L；血常规、生化等检验结果多项异常；血压维持在(121～163)/(50～105)mmHg,对于舒张压波动范围那么大,是什么原因,给了什么措施都无描述；3 月 30 日 6:00 患者血压高,没有各项评估,也未看到相应措施启动。

(二)正确做法

1. 患者因少量黑便而禁食,但禁食不禁药,尤其是长期服用的降压药,不宜贸然停药。如果必须停口服药,应考虑更换其他剂型,而不是等到血压升高才处理。

2. 患者不适合使用硝普钠进行降压治疗。硝普钠是直接扩张外周动、静脉的药物,降压特点快、强、短,能迅速降压,容易发生低血压性休克。一般适用于高血压急症、急性心力衰竭伴高血压、难治性心力衰竭患者。患者血压 174/96mmHg,且伴随症状不明显,无心力衰竭表现,也不符合高血压急症(收缩压＞200mmHg,或舒张压＞130mmHg),所以选择其他药物会比较合适。患者可以先用口服药降压,效果差时可用硝酸甘油微泵注射降压。

3. 患者在 3 月 30 日 6:00—14:40,15:25 时应该有复测血压及症状、体征观察的记录。

4. 硝普钠正确用法:

(1)严格控制滴速,控制输注剂量。最好使用输液泵或微泵,一般起始剂量为 0.5μg/(kg・min)。微泵注射:硝普钠 50mg 加入 5％葡萄糖溶液 50mL 中,初始速度为 2mL/h。根据疗效以 0.5μg/(kg・min)的速率递增,常用维持剂量 3μg/(kg・min)。在使用过程中需密切监测血压,开始时 2～3min 测量 1 次,以后 5～10min 测量 1 次,根据血压情况调整剂量,同时注意保持患者卧床,观察神志、瞳孔变化。静脉滴注:硝普钠 50mg 加入 5％葡萄糖溶液 500mL 中或硝普钠 25mg 加入 5％葡萄糖溶液 250mL 中,从小剂量 5～8 滴/min 开始,逐渐增量 8～12 滴/min。需要强调的是,静滴必须在穿刺成功、调节好滴速后才能接液体,以免短时间内大量药物进入体内,引起血压骤降。

（2）硝普钠溶液稳定性极差，具有敏感的见光反应，遇光易分解，故使用时应现配现用，避光使用；使用时间超过 6h，要重新更换药液；需要单独一路静脉使用，避免与其他药物一起使用；不能突然停药超过 15min，否则常发生血压反跳，因此停药时应逐渐减量，防止出现血压波动而加重脑、肾损害。连续用药不宜超过 72h。

（3）穿刺血管的选择：应选择中心静脉置管。如条件限制，需选择直、粗、弹性好且避开关节的血管进行穿刺，选用留置针。硝普钠为强碱性药物，其刺激性较强，若血管脆性大，一旦药物渗出血管，会对局部组织造成损伤，引发组织坏死，因此，输注过程中，要加强督导，强化健康教育。

（4）加强巡视。硝普钠过量，动脉过度扩张，动脉压下降，心输出量骤减，患者会出现休克、昏迷甚至死亡。用药初期护士应在床边观察，随时监测血压，以便调节泵速剂量。如患者出现面色苍白、大汗、心悸、心动过速、血压过低，应立即调慢泵速，减少硝普钠剂量；如出现神志不清、晕厥，应立即停药并报告医师对症处理。在用药过程中，要增加巡视频率，至少每半小时一次，根据患者病情不同调整血压监测频率。

（5）硝普钠的代谢主要通过肝脏解毒后经肾脏排泄，患者肝肾功能障碍时应加强监测；使用超过 48h，应监测氰化物浓度，若氰化物浓度超过 0.12mg/mL，应停药或减量。为防止氰化物蓄积中毒，硝普钠连续使用最好不超过 3 天。

（6）硝普钠的适应证：①对各种高血压急症，如急进性高血压、高血压危象、高血压脑病或高血压合并主动脉剥离（夹层血肿形成），硝普钠应列为首选；对心脏外科手术后反应性高血压，也可采用硝普钠。②急性左心衰竭、肺水肿。对于高血压并发急性左心衰竭、肺水肿，硝普钠应及早使用；对急性心肌梗死并发左心衰竭，发病已超过8h且对一般治疗无效者，可考虑采用硝普钠。③难治性心力衰竭。对各种病因引起的难治性心力衰竭，可采用硝普钠与多巴酚丁胺合用，进行"冲击治疗"数日，常可使病情缓解，有时疗效可维持数周。对于急性二尖瓣、主动脉瓣关闭不全和室间隔穿孔，硝普钠使用后血流前向阻力降低,反流量及左向右分流量均可减少,从而使病情有所缓解,可作为外科手术前的准备。

5. 该患者既往有糖尿病,入院后需监测血糖。病情变化改禁食,使用生长抑素后,应加强血糖监测,及时发现血糖异常并处理。

6. 同样使用多巴胺时,也要使用微泵。在血压上升后,多巴胺也应逐步减量,不应立即停用。

7. 住院护理过程中,动态病情评估(血压、血糖、黑便、电解质、肾功能、尿量等),各项资料要收集齐全。

8. 出现异常问题,治疗和护理措施应针对性跟进,并需适时追踪评价,以及时解决患者的各项病情隐患。

9. 执行医嘱时应结合患者综合情况充分考虑医嘱的合理性,对不合理或有疑问医嘱,应及时指出,以免不合理用药给患者增加风险。

(三)注意事项

1. 硝普钠直接作用于血管平滑肌,是一种强效、速效的血管扩张剂,对动、静脉均有扩张作用,有利于减轻心脏前后负荷,减少心肌耗氧量,临床上常用于高血压脑出血术后治疗,效果显著。对于单纯性血压高、无症状的患者可以选择较为平缓的降压药,如硝酸甘油。

2. 硝普钠为亚硝基铁氰化物,化学性质不稳定,遇光易分解成氰化物,使用时应使用避光输液器,避免阳光直射产生毒性物质。也不建议长时间使用,以免氰化物中毒。

3. 使用硝普钠时,要求控制血压不能低于 90/60mmHg,以免造成心、脑、肾等重要脏器的灌注量不足,有可能会有低血压或休克的情况发生。做好心电监护的报警设置,测压时间的调节为 5～10min。

4. 硝普钠、多巴胺这两类药物具有局部刺激性,谨防外渗,建议使用中心静脉导管。

5. 执行医嘱时要有评判性思维,不能盲目执行错误医嘱,对有疑问的医嘱,应查清确认后才能执行。

6. 年龄大、基础疾病多且自理能力差的患者是护理风险的高危人群,责任护士或者当班护士应当动态关注患者病情变化及化验检查结果。同时,也需要增强风险意识,准确识别、判断、分析患者的病情变化,及早汇报医生,提前干预并采取措施。工作时不只是按部就班地执行护理操作,作为当班/责任护士必须要掌握专科知识,还要有风险预见性。

🔵 参考文献

[1] 张云,张婉莉,李正盛,等.持续静脉泵入乌拉地尔与持续静脉泵入硝普钠治疗高血压合并急性左心力衰竭的疗效比较[J].蚌埠医学院学报,2017,42(8):1058-1060.

[2] 蔡余.输液泵注射硝普钠在治疗 195 例高血压脑出血术后患者中的护理体会[J].中国继续医学教育,2018,10(5):161-162.

[3] 董志.药理学[M].4 版.北京:人民卫生出版社,2017.

[4] 范振兴.高血压危象的诊疗进展[J].中国卒中杂志,2013,(8):648-652.

[5] 刘继海,韩雅玲,张抒扬,等.小剂量硝苯地平滴丸舌下含服治疗中、重度高血压的随机、双盲、阳性药物平行对照、多中心研究[J].中华心血管病杂志,2019,47(5):374-380.

[6] 夏明嫔,李琼,张琦,等.硝酸甘油与硝普钠治疗重症高血压疗效观察[J].现代医药卫生,2015,(9):1385-1387.

[7] 梁甲卷,李小丽,李家兴,等.硝普钠抢救高血压合并急性左心衰竭 49 例诊治体会[J].中外医学研究,2013,10(27):116.

(叶静芬 、周明琴)

案例4：高血压疾病护理风险

一、案例经过

　　患者程某，男，48岁，因反复乏力半年，加重一周，拟"肝恶性肿瘤"于2020年3月20日收住入院，既往无任何病史。有高血压家族史。半年前在上海某某医院诊断"肝恶性肿瘤"，予阿帕替尼联合PD-1抗体治疗，行TACE（经导管动脉化疗栓塞）术一次。入院时血压160/98mmHg。之后几日血压在（151～188）/（100～105）mmHg。患者无头痛、头晕等不适，医嘱无特殊处理。拟3月25日行TACE术。

　　术前14：05，患者血压202/105mmHg，无头痛、头晕不适，汇报医生，暂不处理。送手术室。

　　术中使用乌拉圭尔降压后，行TACE术。

　　术后当日15：40返回病房，血压197/93mmHg。16：10，血压172/110mmHg。医嘱予硝酸甘油10mg加入0.9%NS 50mL，微泵静脉推注，速度为2mL/h。之后呕吐两次，为胆汁样液体。血压无明显下降。21：00，医嘱调整硝酸甘油泵注速度，4mL/h。用药期间，胃部胀痛不适，NRS评分2分，血压居高不下。3月26日1：00，调整硝酸甘油泵注速度，6mL/h。4：45，诉胃部胀痛，NRS评分4分，医嘱立即予盐酸曲马多0.1g，肌肉注射（im）。5：00，硝酸甘油微泵结束，当时血压195/101 mmHg，汇报医生后医嘱暂不续药，继续观察。7：55，护士交班前测得血压215/127mmHg，晨交班汇报。8：23，患者出现四肢抽搐，牙关紧闭，双目凝视。即刻使患者头偏向一侧，上下齿之间放入毛巾。汇报医生，医嘱立即予地西泮10mg，im。2min后症状缓解。8:29，诉肝区持续性胀痛，NRS 评分 6 分，医嘱立即予吗啡 10mg，im。8:40 又予硝酸甘油 10mg＋0.9％NS 50mL，微泵静脉推注，泵速 5mL/h；予心电监护，鼻导管吸氧 3L/min。医嘱予苯磺酸左氨氯地平 5mg，口服，每晨 1 次(qm)。监护后血压在(126～185)/(88～120)mmHg。3 月 27 日上午，行颅脑 CT 检查，提示未见异常。3 月 29 日，停硝酸甘油，停心电监护及吸氧。

目前患者血压控制可，未再出现抽搐等现象。

● 二、案例思考

(一)风险点

1. 术前准备欠完善。

(1)患者既往无高血压病史，但有高血压家族史。入院时血压 160/98mmHg，之后几天血压在(151～188)/(100～105)mmHg，未引起重视，未在术前查明原因及干预，未完善相应术前准备。

(2)患者手术前血压 202/105mmHg，此为数字减影血管造影(DSA)治疗相对禁忌证，在如此高的血压未处理的情况下行 DSA 治疗是否合适？去手术室时有无医护人员陪同？是否与手术室护士做好交接？存在转运风险。

2. 病情动态观察和处置不到位。

(1)3 月 25 日 14:05，患者血压 202/105mmHg，术中使用乌拉圭尔降压后，行 TACE 术。15:40 术后回病房，血压 197/93mmHg。16:10，血压 172/110mmHg，启用硝酸甘油微泵静脉推注，均未予心电监护以动态检测血压变化。当患者出现抽搐后，才对患者心电监护，对患者的监护不及时。

(2)患者术后白天、前夜有呕吐及胃部胀痛等不适症状，均未处理。直至后夜 4:45，诉胃部胀痛，NRS 评分 4 分，才医嘱立即予曲马多 0.1g，im，促使患者血压更难控制。

(3)患者术后血压高伴呕吐，需排除继发颅内病变(如脑出血)

可能，未及时行神经体格检查及颅脑 CT 检查，未观察有无头痛、瞳孔变化及视盘水肿等情况。

（4）术后血压高（围手术期高血压/急性术后高血压），使用硝酸甘油降压且降压过程中没有及时根据血压、心率情况调整用量，致使血压居高不下。在药物用完，血压仍旧有 195/101mmHg 的情况下，没有继续使用或更换药物使用，导致严重血压反跳，再加上人体血压存在的昼夜波动特征，早晨发生脑血管意外的风险更大。

（5）7：55，患者血压 215/127mmHg。8：23，患者出现四肢抽搐，牙关紧闭，双目凝视（提示癫痫），符合高血压急症（高血压危象）诊断。在之前使用硝酸甘油 6mL/h 无效的前提下，仍旧使用硝酸甘油 5mL/h 降压不合理。

（6）在患者发生抽搐、牙关紧闭时，上下齿之间放入毛巾，但毛巾松软，易堵住口腔，使分泌物堵在口腔内，有发生窒息的风险。

（7）患者入院、术前、术后病情进行性演变，未测成人早期预警评分，未能前瞻性预判患者术后次晨 8：23 病情的急剧变化，病情严重时未启动快速反应小组（RRT）。

3. 药物使用不规范。

（1）患者行 TACE 术时使用药物为阿帕替尼，此药物的常见不良反应就是高血压，在患者血压明显偏高的情况下继续使用，增加风险。

（2）吗啡肌肉注射属于超说明书用药，存在风险。

（3）硝酸甘油易产生耐药性，从 3 月 25 日至 3 月 29 日连续使用硝酸甘油 5 天，使用时间过长。

（二）正确做法

1. 患者入院后应监测血压，观察血压变化，并请专科会诊，查明高血压原因，完善相关检查，如做 24h 动态血压监测等，考虑是否需要药物干预，待控制血压后再行手术治疗。

2. 血压过高，不仅会增加心肌耗氧量，影响心肌供血，诱发脑血管破裂，对心脑血管及肾疾病患者危害极大，而且会增加术中、术后创面出血概率。高血压合并靶器官损害也会明显增加麻醉危险性。该患者需要手术治疗，故首先控制血压是关键。指南推荐：高血压病史者术前控制血压至平稳水平。在患者入院后，应及时控制血压。

3. 高血压患者术前抗高血压药应继续用到术晨，不应停药。需通过调整药量，使血压控制在160/100mmHg以下，但降压幅度以不超过25%为宜。术前应充分镇静镇痛，做好心理安慰，缓解激动情绪和应激反应。该患者手术前血压202/105mmHg，无头痛、头晕不适症状，属于围手术期高血压危象。所谓的围手术期高血压危象是指围术期中出现短时间血压增高并超过180/110 mmHg。进入手术室后血压仍高于180/110mmHg的择期手术患者，建议推迟手术，如确有手术需要（如肿瘤伴少量出血），家属同意可手术。术前重度以上高血压者（血压＞180/110mmHg），不建议在数小时内紧急降压治疗，否则常带来重要靶器官缺血及降压药物的副作用。

4. 硝酸甘油半衰期短，作用时间短，在后期需要辅助静脉滴注或者微量注射泵法。常用开始剂量为5μg/min，用输液泵恒速输入，以后每隔5min增加5μg/min。当剂量至20μg/min仍无效时，每隔5min增加10～20μg/min。患者对本药的个体差异很大，静脉滴注无固定适合剂量，高血压可达100μg/min，应根据个体的血压、心率和其他血流动力学参数来调整用量。该病例中患者血压无明显下降，5：00硝酸甘油微泵结束，当时血压195/101mmHg，汇报医生却医嘱暂不续药，因达不到一定的血药浓度，降压效果不理想。一般优先使用长效降压药物，以有效控制24h血压，更有效预防心脑血管并发症发生。对血压≥160/100mmHg、高于目标血压20/10mmHg的高危患者，或单药治疗未达标的高血压患者应进行联合降压治疗，包括自由联合或单片复方制剂。如使用中、短效制剂，则需每天2～3次给药，以达到平稳控制血压的目的。（硝酸甘油药物的禁忌证包括颅内压增高，继发癫痫。如果考虑患者存在脑血管病变导致的颅内压增高，频繁呕吐，应禁止使用硝酸甘油降压。）

5. 由于高血压属于多因素疾病，而单一的抗高血压药往往只能针对某一方面进行调节，使血压控制情况不理想。既往研究显示，约有50％的高血压患者需要联合应用2种或2种以上降压药物才能获得理想血压。联合应用降压药物已成为降压治疗的基本方法，为了达到目标血压水平，大部分高血压患者需要使用2种或2种以上降压药物。对于血压≥160/100mmHg或高于目标血压20/10mmHg的高危人群，往往初始治疗即需要应用2种降压药物。如血压超过140/90mmHg，也可考虑初始小剂量联合降压药物治疗。如仍不能达到目标血压，可在原药基础上加量，或可能需要联合使用3种甚至4种以上降压药物。高血压综合防治研究表明，初始联合治疗对国人心血管中高危的中老年高血压患者有良好的降压作用，明显提高血压控制率。对降压药物疗效的判断，遵循"10和5原则"，即单药标准剂量可降低收缩压10mmHg，降低舒张压5mmHg。同一药物剂量加倍，血压仅再降低2/1mmHg；而联合不同机制的降压药物，降压幅度是两者的总和（20/10mmHg）。推荐早期联合治疗，特别是单片固定复方制剂。

6. 动态观察病情，密切监测血压、脉搏、呼吸、体温、疼痛及神志等，及时处置呕吐、疼痛等异常问题。

7. 测成人早期预警评分。患者术后出现恶心呕吐及胃部疼痛，均可刺激诱发高血压，再者患者有高血压病史，须警惕高血压危象，病情变化严重时及时启动RRT。

8. 术后当患者出现血压偏高时，应综合评估患者情况，是否存在影响患者血压的其他因素，疼痛、呕吐、紧张、焦虑都会影响患者的血压，入院、术前、术后均应给予适当的心理支持。

9. 治疗建议：患者使用硝酸甘油降压，但血压居高不下，可以考虑请专家会诊，是否需要其他药物进行联合用药；呕吐及疼痛为TACE术后常见并发症，是否考虑使用药物进行预见性止吐、止痛治疗，且患者一直胃部不适，应给予护胃治疗；肝癌晚期患者若是癌痛，不建议曲马多治疗，吗啡可以采用静脉注射。

10. TACE术后患者可出现发热、肝区疼痛、恶心、呕吐、心悸、白细胞下降等栓塞后综合征。肝区疼痛多因栓塞部位缺血坏死，肝脏体积增大，包膜紧张所致，必要时给予止痛剂。恶心呕吐为化疗药物所致，可给予甲氧氯普胺（胃复安）、氯丙嗪等。当患者发生呕吐时，护理人员应将患者的头部偏向一边，防止呕吐物误吸入呼吸道，同时严密观察患者呕吐物的颜色、数量、味道和性质，以及有无呕血、黑便等状况。

11. 患者主诉疼痛时，根据疼痛评估时机。急性疼痛、慢性疼痛、术后患者疼痛加剧时须增加评估频率。以上患者除常规疼痛评估外，在患者主诉疼痛或原有疼痛加剧时，须执行疼痛评估；术后患者回病房即刻执行疼痛评估。评估均记录在体温单，并同时在护理记录单上记录疼痛情况、处置与评分。以后根据疼痛缓解情况增加评估频率。使用镇痛泵患者，每班至少评估一次。给止痛药前后执行疼痛评估：①口服、直肠给药 1h 后再次评估；②皮下、肌肉给药后 30min 后再次评估；③静脉给药后 15min 后再次评估；④芬太尼透皮贴剂给药后 8h 再次评估。并把疼痛评估记录在体温单和护理记录单或疼痛护理评估单。

12. 患者抽搐发作时，按癫痫发作急救流程处理：患者平卧位头部偏向一侧，及时清理呼吸道分泌物，确保呼吸道通畅，立即开通静脉通道，准备急救物品及药物。口鼻分泌物可采用电动吸痰机将痰液吸出，喉痉挛者将舌头拉出口外，防止舌根后坠引发窒息。立即给予心电监护及吸氧，密切观察病情（如神志、瞳孔、生命体征）变化及抽搐缓解情况。

13. 阿帕替尼导致继发性高血压、原发性高血压恶化等不良反应时，医生应及时予以联合降血压药物治疗，防止不良反应的发生。

（三）注意事项

1. 阿帕替尼联合其他化疗/DSA 治疗时，虽能提高对恶性肿瘤的疗效，但也将增加药物不良反应的发生率和严重程度，因而联合使用时，需停药 3～7 天或 DSA 治疗后 3 天以上再应用阿帕替尼或其他血管内皮生长因子(VEGF)靶向治疗药物。

2.围手术期高血压是指手术前、手术中、手术后 3～4 天内伴发的急性高血压。未良好控制围手术期高血压,会显著增加心血管疾病的发病率及死亡率,做好术前高血压控制的管理极为重要。

3.严格遵守围手术期高血压、高血压急症、急性术后高血压降压药物的选择和应用原则。

(1)治疗原则:应持续监测血压及生命体征;去除或纠正引起血压升高的诱因及病因;酌情使用有效的镇静药以消除恐惧心理;尽快静脉应用合适的降压药控制血压,以阻止靶器官进一步损害,对受损的靶器官给予相应的处理,降低并发症并改善结局。

(2)药物选择:根据受累的靶器官及肝肾功能状态选择药物。理想的药物应能预期降压的强度和速度,保护靶器官功能,并方便调节。常用高血压急症的药物见表 2-1,经过初始静脉用药血压趋于平稳,可以开始口服药物,静脉用药逐渐减量至停用。

(3)降压的幅度及速度:在不影响脏器灌注基础上降压,渐进将血压调控至适宜水平。初始阶段(1h 内)血压控制的目标:平均动脉压的降低幅度不超过治疗前水平的 25% 。在随后的 2～6h 内将血压降至较安全水平,一般为 160/100mmHg 左右。如果可耐受,在以后 24～48h 逐步降压达到正常水平。

4.重视患者主诉,若有疼痛主诉,使用疼痛评估量表,对达到中重度疼痛的患者应及时处理并评估处理效果。根据世界卫生组织(WHO)癌痛三阶梯治疗指南,首选口服给药;根据患者疼痛程度,有针对性地选用不同强度的镇痛药物,按阶梯给药,按规定时间间隔规律性地给予镇痛药。

5.吗啡、地西泮也会引起呼吸抑制,用药时要密切观察呼吸变化。

6.医生、护士对于持续高血压患者应警惕高血压危象及高血压脑病的发生,及时给予相应的预防措施。

表 2-1　常用高血压急症药物

药名	剂量	起效时间	持续时间	不良反应
硝普钠	$6.25\sim12.5\mu g/min$ 起始泵入,根据血压调整剂量(围术期高血压);$0.25\sim10\mu g/(kg\cdot min)$,iv(高血压急症);起始剂量 $0.3\sim0.5$ $\mu g/(kg\cdot min)$,根据血压反应可逐渐增加剂量;最大剂量 $10\mu g/(kg\cdot min)$(妊娠高血压,其安全级别 C 级)	立即	$2\sim10$ min	低血压、心动过速、头痛、肌肉痉挛。连续使用超过 $48\sim725h$ 或剂量＞$2g/(kg\cdot min)$时可能导致氧化物中毒
硝酸甘油	$5\sim100\mu g/min$,iv(高血压急症合并心肌缺血)	$2\sim5$ min	$5\sim10$ min	头痛、呕吐
酚妥拉明	$2.5\sim5mg$,iv(诊断嗜铬细胞瘤及治疗其所致的高血压发作,包括手术切除时出现的高血压,也可根据血压对本品的反应用于协助诊断嗜铬细胞瘤)	$1\sim2$ min	$10\sim30$ min	心动过速、头痛、潮红
尼卡地平	$0.5\sim10\mu g/(kg\cdot min)$,iv(围术期高血压,高血压急症);起始剂量 $5mg/h$,据血压反应逐渐增加至 $15mg/h$(妊娠高血压,安全级别 C 级)	$5\sim10$ min	$1\sim4h$	心动过速、头痛、周围水肿、心绞痛、恶心、头晕,与硫酸镁合用可能抑制子宫收缩
艾司洛尔	$3\sim5mg/(kg\cdot min)$ 泵入(围术期高血压);$250\sim500\mu g/(kg\cdot min)$,iv,继以$(50\sim300\mu g/(kg\cdot min)$静滴(高血压急症)	$1\sim2$ min	$10\sim20$ min	低血压、恶心
美托洛尔	$3\sim5mg$ 静推,间隔 $5min$ 重复,最大可用到 $15mg$(围术期高血压)	$5\sim10$ min	$5\sim10h$	低血压、心力衰竭、心脏传导阻滞、头晕、疲劳、抑郁、支气管痉挛

药名	剂量	起效时间	持续时间	不良反应
拉贝洛尔	25～50mg，iv，15min 可重复，总量可达 200mg；也可静脉泵入，1～4mg/min（围术期高血压）；20～80mg，iv，0.5～2.0mg/min静滴（高血压急症）	5～10min	3～6h	恶心、呕吐、头麻、支气管痉挛、传导阻滞、体位性低血压
乌拉地尔	10～50mg，iv；6～24mg/h	5min	2～8h	低血压、头晕、恶心、疲倦
依那普利拉	1.25～5mg 每 6h，iv	15～30min	6～12h	高肾素状态血压陡降、变异度较大
地尔硫革	5～10mg，iv，或 5～15μg/(kg·min)泵入（围术期高血压，高血压急症）	5min	30min	心动过缓、房室传导阻滞、低血压、心力衰竭、外周水肿、头痛、便秘、肝毒性
肼屈嗪	10～20mg，iv；10～40mg，im	10～20min；20～30min	1～4h；4～6h	心动过速、潮红、头痛、呕吐、心绞痛加重
非诺多泮	0.03～1.6μg/(kg·min)，iv	<5min	30min	心动过速、心痛、恶心、潮红
硫酸镁	5g 稀释至 20mL，静脉慢推 5min，继以 1～2g/h 维持；或 5g 稀释至 20mL，每 4h 一次深部肌内注射。总量 25～30g/d（妊娠高血压，严重先兆子痫）			当尿量＜600mL/天、呼吸＜16 次/min、腱反射消失时应及时停药

● 参考文献

[1] 广东省药学会.围手术期血压管理医-药专家共识[J].今日药学,2019,29(5):289-303.

[2] 中国医师协会介入医师分会.中国肝细胞癌经动脉化疗栓塞治疗临床实践指南[J].中华介入放射学电子杂志,2019,7(3):178-184.

[3] 庄心良,曾因明,陈伯銮.现代麻醉学[M].人民卫生出版社,2003.

[4] 中国高血压防治指南修订委员会,高血压联盟(中国),中华医学会心血管病学分会,等.中国高血压防治指南(2018年修订版)[J].中国心血管杂志,2019,24(1):24-56.

[5] Getsios D,Wang Y,Stolar M,et al. Improved perioperative blood pressure control leads to reduced hospital costs[J]. Expert Opin Pharmacother,2013,14(10):1285-1293.

[6] Lou N,Wang DF,Wang Z,et al. Management of acute postoperative hypertension for reducing cardiovascular complications in cancer patients:when and how aggressively? [J]. Turk J Med Sci,2016,46:1634-1640.

[7] 汪道峰,王智,娄宁.乌拉地尔、硝苯地平、硝酸甘油对肿瘤急性术后高血压的疗效分析[J].中华急诊医学杂志,2014,23(3):335-339.

[8] 国家卫生计生委合理用药专家委员会,中国医师协会高血压专业委员会.高血压合理用药指南(第2版)[J].中国医学前沿杂志,2017,9(7):28-126.

[9] 国家心血管病中心国家基层高血压防治管理办公室.国家基层高血压防治管理指南[J].中国循环杂志,2017,32(11):1041-1048.

[10] 闫丙军.甲磺酸阿帕替尼治疗恶性肿瘤的临床不良反应分析[J].饮食保健,2018,5(51):98-99.

（陈科金、严洁琼、傅建珍）

案例 5：低钾血症护理风险

患者张某某,女性,58 岁,因"左舌恶性肿瘤术后半年余,发热伴腹泻 4 天"入院。2020 年 7 月 15 日予白蛋白紫杉醇 0.4g＋奈达铂针 110mg 化疗。7 月 20 日出院,出院 2 天后患者出现发热、畏寒、寒战等症状,体温最高 39.3℃,伴腹泻,解稀水样便,每天 5 次左右,偶有恶心呕吐,呕吐物为胃内容物。2020 年 7 月 24 日拟"舌癌化疗后粒缺伴发热"收入院。既往有 2 型糖尿病 10 年余,现阿卡波糖片 50mg,每天 3 次(tid),po,以控制血糖,自诉血糖控制可。

入院查体:脉搏 83 次/min,呼吸 18 次/min,血压 99/62mmHg,体温 37.7℃ ,慢性病容,体重 38.0kg,身高 1.58m,身体质量指数(BMI)15.22kg/m²,查体合作。患者精神稍软,情绪稳定,胃纳差,右颈部持续性胀痛,NRS 评分 2 分,坠床跌倒危险因子评分 0 分,压疮危险因素评分 12 分,Barthel 指数评分 20 分,重度依赖,营养评分 4 分。患者现腹泻,大小便偶尔失禁,腹平坦,无压痛及反跳痛,包块未及,肝脾肋下未触及,肾区无叩击痛,肠鸣音 4 次/min,移动性浊音阴性。左舌缘可见手术瘢痕,无红肿化脓,质略硬,触无明显疼痛,右舌缘较左舌缘略长,舌体活动度尚可,进食流质饮食。血常规报告示:白细胞计数 $0.5×10^9$/L,中性粒细胞绝对值 $0.2×10^9$/L,红细胞计数 $2.07×10^{12}$/L,血红蛋白 67g/L,血小板计数 $40×10^9$/L 急诊生化全套:白蛋白 26.1g/L,肌酐 73.1μmol/L,钾 2.8mmol/L,钠 136.5mmol/L,钙 1.38mmol/L,超敏 C 反应蛋白 138.33mg/L。腹部 CT 平扫:胃肠腔内积液较多。入院后完善各项辅助检查,Ⅱ级护理,糖尿病流质饮食，告病重，吸氧，心电监护，予哌拉西林钠他唑巴坦钠 4.5g（bid，ivgtt）抗感染，重组人粒细胞刺激因子注射液 0.3mg［bid，皮下注射（ih）］升白，甲氧氯普胺注射液止吐，泮托拉唑钠护胃，营养支持治疗。患者低钾血症，医嘱予静滴补钾，0.9％NS 500mL＋10％氯化钾 15mL，ivgtt，50 滴/min，当天共补钾共 3.7g。患者患有 2 型糖尿病 10 多年，空腹血糖在 16.7～23.6mmol/L，使用磷酸西格列汀片 0.1g（qd）、地特胰岛素 15～18U（ih）以控制血糖。7 月 26 日至 7 月 28 日，每日补钾 3g。7 月 29 日复测血电解质：血钾浓度 2.6mmol/L。患者诉严重乏力，胃纳差，进食牛奶、蛋白粉等流质为主，恶心、呕吐，无呕血、黑便，昨天夜里解黄色稀便三次，量多，四肢浮肿。

⬤ 二、案例思考

（一）风险点

1. 补钾不足。

（1）患者持续低钾血症，每天经外周静脉补钾 3～5 克，其实只是成人基本维持量，但是患者胃纳差、摄入不足，且存在呕吐、腹泻的情况，排钾量增加，患者低钾血症未及时得到纠正。

（2）血清 K^+（钾离子）浓度低于 3.5mmol/L 为低钾血症，其中 K^+ 浓度低于 2.5mmol/L 为重度低钾血症，介于 2.5～3.0mmol/L 为中度低钾血症，介于 3.0～3.5 mmol/L 为轻度低钾血症。一般低钾血症的临床症状主要是神经、肌肉方面的症状：应急性减退。当血清钾＜3.0mmol/L 时，可有四肢无力的症状，常首先累及下肢，以后可影响上肢及躯干的肌群。当血清钾＜2.5mmol/L 时，可出现延髓性麻痹，严重的心理失常。血清钾＜2mmol/L 的严重低钾血症者可因呼吸肌麻痹而致死。此案例患者处于中重度低钾血症状态，外周静脉补钾效果不理想，未建立中心静脉置管补钾。

（3）未开展肠道内补钾，患者饮食以牛奶、蛋白粉为主，医师未予肠道内补钾,护理人员也缺乏对高钾食物的饮食宣教。

2. 电解质监测不够及时。

患者处于中、重度低钾血症状态,未及时监测血钾及血气分析情况,导致患者持续低钾血症未能得到纠正。

3. 病情观察不到位。

(1)患者腹泻多次,但没有记录大便的量、形状、次数;无腹痛、恶心、呕吐等伴随症状的观察。

(2)患者血红蛋白为 58g/L,属重度贫血。没有头晕、无力等贫血症状的观察描述。

(3)患者胃纳差,BMI 15.22kg/m^2,未及时请营养科介入,无每日进食量的观察,缺乏相应的低钾饮食宣教。

(4)患者低钾状态,但未进行精神状态、肌力、心律等方面的观察,无相关的病情动态观察记录。

(二)正确做法

1. 加强患者的病情观察。

(1)应监测低钾血症患者的心率、心律、血压、呼吸、血氧饱和度。监护仪上心电图的波形能较敏感地反映低钾血症及高钾血症患者的病情情况。低钾血症患者主要表现为 T 波低平、双向或伴有 U 波,Q-T 间期延长等。轻度高钾血症患者心电图则无明显异常表现;中度高钾血症时,心电波形显示 T 波高尖;严重高钾血症时,心电波形出现 P 波消失、QRS 波变宽、心律不齐等严重心律失常。对低钾血症患者进行病情观察,有助于及时发现高钾血症,及时减量或者停止补钾,并给予对症治疗。

(2)患者存在化疗后胃肠道反应,进食量严重不足。医生应早期请营养科会诊,除进食牛奶、蛋白粉之外,增加肠内营养,必要时鼻胃肠管留置,增加钾的摄入及营养摄入,纠正患者重度贫血状况;护士应注意观察患者的营养状态,降低相关并发症的发生。

(3)观察患者腹泻情况,及时准确记录大便的量、形状、次数,有无腹痛、恶心、呕吐等伴随症状,并汇报医生进行正确的处理。

2. 正确补钾。

(1)补钾过程中尊重患者的感受，密切观察患者病情的变化，包括患者的神志意识、心率、心律、心电图波形变化情况、血压、呼吸情况、肢体肌力恢复情况、腹胀缓解情况，并记录患者每小时尿量。如果患者出现呼吸困难等症状，应及时给予氧气吸入，在必要的情况下可配合医生建立人工气道，予呼吸机辅助呼吸，以保证患者的生命支持。如果患者出现胸闷、气促、心悸、心电波形改变等恶性心律失常症状时，护士应配合医生进行急救处理。在患者补钾过程中还需定时测血钾，及时将检验报告通知医生，医生可根据报告及时调整治疗方案。

(2)患者营养情况差且处于持续的低钾状态，通过外周静脉补钾效果不理想，应早期开展中心静脉补钾，但是补钾必须抓住以下几个要点：①浓度不宜过高，一般不超过 40mmol/L(3g)。若高浓度补钾，会导致心脏骤停。②速度不宜过快，保持在 0.75～1.5g/h。若速度过快，血钾在短时间内增高，会有致命危险。③补钾剂量不宜过多，以血清钾水平为参考，每天补钾范围在 40～80mmol(3～6g)。④见尿补钾，补钾前了解肾功能，尿量必须在 30mL/h 以上或逐日尿量大于 500mL，才可以静脉补钾。⑤大剂量钾静脉注射时，需要心电监护，一旦发生高钾血症，立即采取相应措施。⑥缺钾致呼吸肌麻痹，恶性心律失常而危及生命时，可用 0.5%～1%氯化钾溶液补钾，速度不超过 1.5g/h，绝对不能用 10%的氯化钾溶液直接静脉推注，以免血钾骤升引起心脏骤停，并且应注意每隔1～2h复测血钾及血气分析。当血钾浓度正常时，停止钾的泵入，并进行常规补钾。

3. 饮食护理。饮食补钾是最安全的补钾方法。应指导患者进食含钾丰富的食物(如海藻、冬瓜、海带等)，同时进食低钠的食物(如肉、冬瓜、马铃薯、橘子、香蕉、西瓜等)，少量多餐，忌高糖或高碳水化合物饮食(如含糖饮料等)，避免暴饮暴食。提醒患者注意休息，适当运动。

4. 心理护理。医护人员在积极抢救治疗的同时，应向患者说明本病的病因、治疗方法及效果，及时消除患者的思想顾虑，取得患者的理解和配合，增强患者战胜疾病的信心。

（三）注意事项

1. 临床护理工作中要动态观察患者病情变化。当患者发生病情变化时，护士要根据病情及时正确评估。护理文书的书写要求严谨，准确。

2. 患者舌癌术后，化疗反应大，反复高热，营养情况差，处于中重度低钾血症，病情重且复杂，应予Ⅰ级护理，严密监测生命体征变化。

3. 低钾血症按病因可以分为：①缺钾性低钾血症；②稀释性低钾血症；③转移性低钾血症。其实这个患者很明显的有化疗后严重的胃肠道反应，恶性呕吐伴有腹泻，且患者胃纳差，进食以牛奶、蛋白粉为主。尿路失钾由使用排钾利尿剂或其他肾上腺皮质激素过多等引起，尿钾排出过多，该患者病史中未见明显体现。该患者有 2 型糖尿病 10 多年，本次住院期间一直在使用胰岛素。应用胰岛素降糖治疗，必定会伴随钾从血清转移到细胞内。首先胰岛素可促进细胞糖原合成，而糖原合成需要钾支持，故钾进入细胞内参与糖原合成；其次胰岛素可增加肌细胞 Na^+-K^+-ATP 酶活性，使细胞内的 Na 排出增多、细胞外的钾进入增多。有文献资料表明，腹泻时粪便中 K^+ 的浓度可达 $30\sim50mmol/L$。此时随粪便丢失的钾可比正常时多 $10\sim20$ 倍。粪便中钾含量之所以增多，一方面是因为腹泻而使钾在小肠的吸收减少，另一方面是由于腹泻所致的血容量减少可使醛固酮分泌增多，而醛固酮不仅可使尿钾排出增多，也可使结肠分泌钾的作用加强。而胃液含钾量只有 $5\sim10mmol/L$，故剧烈呕吐时，胃液的丧失并非失钾的主要原因，但呕吐所引起的代谢性碱中毒可使肾排钾增多，呕吐引起的血容量减少也可通过继发性醛固酮增多而促进肾排钾。在明确该患者排出钾的途径的情况下，积极对症处理。大剂量使用胰岛素时，应严密监测血钾变化。

● 参考文献

[1] 张丽香,原琴,韩子岩.低钾血症治疗量函数关系的研究[J].山西医科大学学报,2020,51(7):706-710.

[2] 李广嫚.低钾血症的内科急诊护理分析[J].特别健康,2020,(17):199.

[3] 刘恒.不同补钾方式治疗急诊低钾血症的疗效及临床观察[J].当代医学,2020,26(21):171-172.

[4] 柳莹,李蕊,解莉莉,等.高浓度深静脉微量泵联合鼻饲补钾治疗重症监护室低钾血症的效果观察[J].实用医学杂志,2020,27(6):775-776.

[5] 朱立柏,刘顺辉,陈丽华.低钾血症患者心电图 T 波改变与血钾浓度的相关性研究[J].广州医科大学学报,2019,47(6):74-76,89.

[6] 张良臻.低钾血症的内科急诊疗效及临床救治的疗效分析[J].中西医结合心血管病电子杂志,2018,6(11):36-37.

[7] 陈保敏.高浓度深静脉微量泵联合鼻饲补钾治疗重症监护室低钾血症的效果观察[J].临床医药文献电子杂志,2017,4(44):8656-8656.

[8] 邰梅.对行微量泵补钾治疗的手术后低钾血症患者实施系统化护理的效果探析[J].当代医药论丛,2017,15(19):254-255.

[9] 张新斌,肖玲霞,姜椿法,等.急诊科重度低钾血症患者采取高浓度钾溶液外周静脉给药治疗的临床研究[J].罕少疾病杂志,2017,24(2):63-64.

[10] 杨凤鸣.深静脉泵入高浓度氯化钾治疗 ICU 严重低钾血症患者的疗效及护理探讨[J].药品评价,2017,14(18):48-51.

[11] 中华医学会,中华医学会杂志社,中华医学会全科医学分会,等.心脏骤停基层诊疗指南(2019 年)[J].中华全科医师杂志,2019,18(11):1034-1041.

[12] 范元.ICU心脏骤停患者心肺复苏的相关临床因素分析[J].中外医学研究,2019,17(2):142-143.

[13] 袁万林.冠心病猝死与心电图之间的规律相关性分析[J].养生保健指南,2019,(9):321.

[14] 蔡义蓉,毕小琴,余协,等.品管圈在降低口腔恶性肿瘤术后低钾血症发生率中的应用效果[J].当代护士(下旬刊),2020,27(1):156-158.

[15] 吴胜锋.低钾血症的原因及急诊治疗观察[J].临床医药文献电子杂志,2017,4(85):16651-16652.

[16] 陈山.ICU应用微量泵中心静脉补钾治疗重度低钾血症伴恶性室性心律失常的临床效果观察[J].心血管病防治知识,2018,(26):49-50.

[17] 杜宇,牟奕,刘进.个体化快速补钾策略救治致命性重度低钾血症的实验研究[J].中华危重病急救医学,2018,30(5):409-415.

（虞柳丹、陈瑜）

案例6：转运用仪器风险

◇ 一、案例经过

患者陈某，男性，84岁，因"进行性胸部及腰背痛1年余"，门诊胸部CT提示：右肺上叶周围型肺癌伴两肺多发转移、下段胸椎及左侧肋骨骨转移，于2020年6月27日收入院。入院时神志清，精神可，情绪稳定，自诉偶有咳嗽、咳痰，能自行咳出少量白色黏痰，无胸闷气促不适。自诉腰背部活动后感持续性酸痛，NRS评分为2分。腰托使用中。

7月4日患者神志清，精神软，症状无改善。纤维支气管镜脱落细胞检查找到少堆癌细胞，考虑腺癌细胞。修正诊断：肺恶性肿瘤。

7月7日4:18，患者突发呼之不应，大汗淋漓，口吐白沫，小便失禁，测血压211/89mmHg，脉搏78次/min，血氧饱和度93%。立即通知医生，医嘱急做心电图，心电监护，备吸痰装置，测随机血糖（9.7mmol/L），予鼻导管吸氧2L/min。

4:20，患者常规心电图检查：①窦性心动过缓（54次/min）；②完全性右束支传导阻滞；③ST段改变（aVR导联稍抬高，请结合临床、心肌酶谱及肌钙蛋白检查）。

4:24，患者昏迷，血压201/91mmHg，心率50次/min，血氧饱和度99%。医嘱予0.9%NS 50mL＋硝酸甘油注射液10mg，以5mL/h微泵维持。

4:39，血压199/95mmHg，心率71次/min，血氧饱和度96%。

4:43，患者在医生陪同下行颅脑CT检查。在检查途中微泵的蓄电池无电,微泵无法使用。

5:05,患者返回病房。颅脑 CT 平扫报告:右侧额顶颞叶大面积血肿,中线结构左偏;右侧脑室、四脑室少许积血。测心率57 次/min,血压 166/87mmHg,血氧饱和度 99％。医嘱暂停硝酸甘油针。

6:12,患者意识不清,呼之不应,心跳减慢,右侧瞳孔扩大,对光反射消失,邀神经外科会诊。患方放弃进一步治疗,予以自动出院。

⬤ 二、案例思考

(一)风险点

1. 转运风险。

(1)检查前对患者病情评估不足,患者意识丧失,病情危重,转运前未进行全面正确评估,如瞳孔等情况。

(2)该患者昏迷,生命体征不稳定,根据医院《危重患者转运管理制度》规定,属于 A 类危重患者,应该由执业医师和具备执业资格的护士护送,而该患者只有一名医生陪同,存在风险。

(3)转运前未检查微泵等仪器性能,未评估微泵蓄电池的储电量,转运时是否使用“转运用”专用微泵不知;转运途中微泵断电,无紧急处理流程。

(4)患者血流动力学不稳定且应用血管活性药物时不宜转运,必须转运检查时未携带急救仪器设备(如心电监护仪、小氧气瓶、呼吸球囊)及急救药物,存在风险隐患。

2. 病情评估和动态观察不全面。

(1)患者既往史是否有高血压,入院前是否有用药,入院后是否有监测血压?患者病情突变之前的基础血压是多少,有无头痛等相关观察缺失。

(2)入院病史采集不全面,高龄患者入院检查不够全面,未对患者肿瘤负荷进行全面评估,缺乏对颅脑、腹部脏器及胸部以外骨骼情况的评估。

（3）患者突发呼之不应,大汗淋漓,口吐白沫,小便失禁,未进行格拉斯哥昏迷量表（GCS）评分,未观察瞳孔变化,未启动 RRT 会诊,备吸引器后有无进行呼吸道清理?

（4）降压药物使用不合理。脑出血患者往往伴有颅内压增高,而颅内压增高为硝酸甘油使用禁忌证。使用硝酸甘油后,患者血管扩张,使颅内压增高加剧,从而加重脑出血。颅内压增高是引起脑疝的先决条件,所以该患者有发生脑疝的风险。

（5）患者心率下降,血压高,结合 CT 报告和瞳孔变化,应考虑高血压引起脑出血进而引起脑疝的可能,但未第一时间邀请神经外科专家会诊并降颅内压处理。

（6）患者心电图检查后,进行心肌酶谱及肌钙蛋白的检查,但未见到结果。

（7）患者营养评分有误,年龄 1 分,肿瘤史 1 分,总的应该是 2 分。

3.病情突变的应急处理不全面。

（1）患者口吐白沫,存在窒息风险,未将患者头偏向一侧,保持呼吸通畅。

（2）颅脑 CT 平扫报告:右侧额顶颞叶大面积血肿,中线结构左偏;右侧脑室、四脑室少许积血,未及时调高吸氧流量,以增加脑血流量。

（3）血管活性药物硝酸甘油不宜突然停用,易引起血压反跳。

（4）患者小便失禁,未做处理。

(二)正确做法

1.入院后详细询问患者病史并完善各类入院检查,特别是肿瘤患者。要对全身肿瘤负荷进行全面评估,包括颅脑磁共振增强扫描,腹部 CT 增强扫描,骨发射型计算机断层成像（ECT）,甚至正电子发射计算机断层显像（PET-CT）检查等。

2. 当患者突发意识不清,神志变化时,应在第一时间查看患者瞳孔变化情况,有助于病情判断。当患者口吐白沫时,应第一时间将患者头偏向一侧,保持呼吸道通畅,备好吸引器并吸痰。

3. 患者病情突变时,如医生不启动 RRT,护士也可以启动。

4. 转运前医生应正确全面评估患者病情,以判断患者是否可以转运。根据医院《危重患者转运管理制度》规定,以下情况严禁转运:如出现心跳、呼吸停止;有紧急气管插管指征,但未插管;血流动力学极其不稳定,但未使用药物者。必须转运的患者按需要做好下列准备:①携带便携式氧气筒;②携带充电监护仪,保证生命体征的连续监测;③携带充电微泵,以保证血管活性药物连续给药。

5. 患者转运时应该使用具备蓄电功能的科室专用转运设备,保障转运时可以正常使用半小时以上。日常做好设备仪器的维护。

6. 密切观察患者生命体征(如血压、意识、瞳孔等)变化,了解患者的既往史,如是否存在高血压,糖尿病等(诱发脑卒中的风险因素),应积极预防和控制基础疾病。患者患有肺癌,而且已经出现了骨转移,须排查是否有脑卒中的发生。文献报道,脑卒中是肿瘤较常见的合并症。所以本案例中应首要排查患者是否有发生脑卒中的风险,提早采取预防措施,并且积极预防脑疝的形成。

7. 患者出现神志不清时,应该有 GCS 评分,了解患者昏迷程度。

8. CT 报告显示:右侧额顶颞叶大面积血肿,中线结构左偏;右侧脑室、四脑室少许积血。应第一时间请神经外科会诊,及时采取积极的治疗,如脱水降颅压、减轻脑水肿,调整血压,防止继续出血,保护脑组织,促进神经功能恢复,防治并发症,以降低死亡率、残疾率和复发率。

9. 脑疝的早期判定:通过监测颅内压、生命体征、意识状态及瞳孔的变化可及时发现脑疝情况。若患者的脉搏慢且洪大,血压进行性升高,呼吸深而慢,提示可能会出现脑疝;当患者出现意识障碍或意识障碍加重,提示可能会出现脑疝;当患者一侧瞳孔放大、对光反射消失,提示脑疝已经进入中晚期;早期给予干预措施可预防脑疝发生,对于改善患者预后情况具有重要意义。

10. 正确选择降压药物,使用降压药物后应该在床边及时评估降压效果,降压效果不理想时应及时汇报医生调整药物。血管活性药物硝酸甘油不宜突然停用,易引起血压反跳。待血压下降后渐进减少剂量,稳定后再停药。

11. 暂停硝酸甘油使用后仍需动态监测患者血压变化情况,应积极控制高血压,尽量将血压控制在正常范围内。当脑出血急性期收缩压>180mmHg 或舒张压>100mmHg 时,可予以平稳降压治疗,降压目标则为 160/90mmHg。降血压不能过快,要加强监测,防止因血压下降过快而引起脑低灌注。

12. 《中国脑出血治疗指南(2005)》已不推荐使用硝酸甘油,认为使用硝酸甘油后,血管扩张,有可能加重脑出血及使颅内压进一步升高。建议使用尼卡地平或乌拉地尔等控制血压。

(三)注意事项

1. 科室应按规范管理仪器设备,确保所有的仪器设备持续处于良好的备用状态,关注转运用仪器的蓄电情况,定时充电,保证使用时间在 30min 以上。

2. 转运前对患者进行全面的评估并采取相应的应对措施,识别转运存在的潜在风险,预防转运途中患者可能出现的病情变化、仪器设备障碍等,降低转运风险。

3. 重点关注危重患者的疾病观察、转运、应急、急救等流程管理。

♦ 参考文献

[1] 苏庆荣.60 例高血压合并脑出血患者急诊护理效果分析[J].健康大视野,2020,(12):159.

[2] 张福勇,刘希娟,李旭.全面质量管理下的医疗器械风险防

控[J].中国医学装备,2019,16(8):118-121.

[3]裘文娟,陈肖敏,俞永美.安全转运程序管理在院内危重患者转运中的应用[J].中国护理管理,2016,16(1):58-60.

[4]杨慧勤,范耀东.肿瘤合并脑卒中的治疗[J].中国临床医生杂志,2016,44(10):11-14.

[5]周柒媛.预防性护理干预在脑出血患者预防脑疝中的应用[J].护理实践与研究,2017,14(1):120.

[6]苗青,张干,宫鑫,等.甘露醇治疗早期脑出血对血肿扩大及预后的影响[J].中华疾病控制杂志,2015,19(10):1072-1074.

（蒋晔、陈薇、袁玲玲）

案例7：搬运过床风险

一、案例经过

患者何某某，女，59岁，门诊拟"腰椎间盘突出"于2020年1月1日收入院，体重60kg，身高162cm，完善术前准备后于1月7日在全麻下行后路脊柱内镜下病变突出椎间盘切除术，1月8日上午术后复查腰椎MRI。患者在陪护人员陪同下做MRI，检查过程中，患者从病床转移至MRI检查床上时，病床移动，陪同人员拉床单，床单突然破裂，致患者整个人摔倒在地。当时患者感腰背部切口酸胀痛，NRS评分3分。11:10返回病房后腰背部切口酸胀痛存在；右小腿后方、外踝附近、足背外侧、足底皮肤触觉和痛觉减退；双下肢能抬离床面，能完全抗阻力；右足趾及踝跖屈，部分抗阻力（以上症状同术前，无变化）。报告医生，医生查看MRI，结果显示：①L5/S1椎间盘术后近期改变，请结合临床；②L4/5椎间盘轻度膨出；③腰椎退行性改变；④建议必要时复查。医嘱无特殊处理。患者于1月10出院。

二、案例思考

（一）风险点

1. 搬运前未全面评估患者病情、活动能力及床单质量，未选择合适的转运工具，未确认是否需要医护人员陪同及转运人员是否足够。

2. 患者术后第一天复查 MRI,由家属和陪护送人员患者前往检查。检查前,责任护士未对搬运方法,可能出现的风险,家属、陪护人员和患者配合的方法等做相应的指导和宣教,并确认家属和陪护人员的掌握程度。

3. 案例中患者从病床转移至 MRI 检查床时,病床有移动,说明此时未将病床的四个轮子刹车踩住。在未检查病床是否固定稳妥的情况下,搬动患者存在风险。

4. 腰椎间盘突出急性期或者术后均需轴向翻身。床单材质单薄柔软,用床单兜住患者过床时脊柱很难保持在同一水平,有导致患者脊髓损伤的风险。

5. 医院的床上用品清洁均需经过消毒,棉织物在消毒液多次浸泡后脆性变大,临床上破损和缝补较多见,"手撕床单"并非难事。

6. 患者体重 60kg,属于正常体重范围。转移患者时未托住患者肩背、腰臀部。当病床移动、多人使用床单兜住患者搬运过床时,存在手拉床单的着力点不同且用力方向不一致导致的剪切力,增加床单破裂的概率。

7. 磁共振检查工作人员未共同参与和指导患者、家属及陪护人员从病床转移患者至 MRI 检查床上;过床时未将检查床调整至与病床平齐紧靠。

8. CT、磁共振等辅助检查科室均无专用的过床工具,过床频率高,工作人员少,存在较大安全隐患。

9. 患者坠床后无第一时间进行生命体征的测量,未检查评估伤口及身体其他着地部位(如头部、肩肘部等)损伤及四肢活动情况,坠床有可能导致脑出血、韧带损伤等风险;检查科室无事件经过的记录,未与病房医护人员交接。

10. 事件发生后是否安抚患者及其家属的情绪,后续的观察、处理、宣教和随访是否到位。

（二）正确做法

1. 转运前正确全面评估患者情况，包括病情、体重、自主活动程度和搬运方法（徒手、使用辅助工具）；评估床单有无破损老化，能否承受患者的体重，在保证患者安全的前提下，配备充足的转运人员。

2. 检查前落实院内陪检人员，责任护士向陪检人员和家属指导正确搬运的方法，告知可能出现的风险、家属和患者配合的方法，并评估宣教效果，必要时护士陪同。

3. 患者搬运过床前必须确认现卧床和检查床平行放置且尽量使其高度一致（中间无缝隙），固定稳妥。有刹车的要踩住刹车，病床4个轮子至少三点固定；各种管路和线路提前预留患者移动的距离，同步过床；必要时戴好腰围或支具。

4. 采取合适的方法进行搬运，并做好交接工作（尤其是颈、腰椎损伤和手术后的患者）。

（1）四人搬运法（图2-1和图2-2）：先将病床推至MRI仪器检查床平行对齐，病床头端紧靠MRI检查床头，踩下制动闸，将病床固定。在患者身体下铺帆布兜或转移床垫。协助患者将上肢交叉于胸前，操作者两人站在检查床侧，紧握床垫头端及两个拉环，另两人跪于病床上，紧握床垫头端及两个拉环，四人合力同时抬起患者，轻放于检查床（待过床）上。

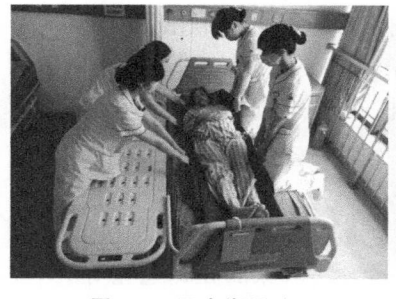 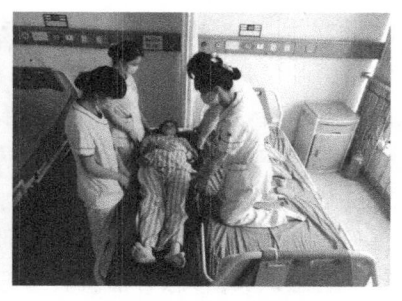

图2-1 四人搬运法　　　　　图2-2 将患者放于待过床上

（2）三人搬运法（图 2-3 和图 2-4）：将病床推至 MRI 检查床边，把病床头端靠近床尾，两者呈钝角。三人站在患者同侧床旁，协助患者将上肢交叉于胸前。甲双手托起患者头、颈、肩及胸部；乙双手托起患者背、腰、臀部；丙双手托住患者膝部及双足，保持身体轴线平行后三人同时用力抬起患者轻搬到检查床上（待过床），而不是直接拉床单。

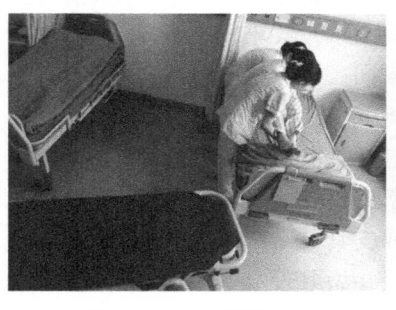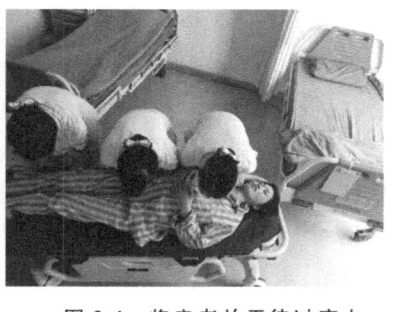

图 2-3　三人搬运法　　　　　图 2-4　将患者放于待过床上

（3）对能配合的患者，可采用轴式滚动移位法：运用滑轮轴式滚动原理，利用体位滚动法，即将患者的床与检查床平行放置，中间用棉被或者枕头填充缝隙，保证病床与检查床之间无缝隙，防止患者从缝隙中坠床；然后固定病床的刹车，陪检人员和家属分别站于病床及检查床的两侧，嘱患者将双手抬起夹住耳朵举过头顶；搬运者同时将各自的双手分别放在患者的肩背部及腰臀部，两人同时用力，协助患者由平卧位依次翻转成右（左）侧卧位、俯卧位、左（右）侧卧位，最后翻转成平卧位；滚动时注意保持患者躯干呈中立位轴式翻转，避免扭转脊柱，使脊柱在同一水平面上，这样患者不会扭转身体及伤口，较轻松地由病床上移动到了检查床上，且患者伤口基本上感觉不到疼痛。

5. 陪检人员需完成相关培训和考核后上岗，同时加强责任心和安全意识，转移患者前就转移搬运方法对家属作沟通指导，达成一致。

6. 强化属地管理责任。患者到达检查科室，在转移、检查等系列过程中，检查科室工作人员需协同指导把关，保证患者安全。

7. 在患者摔倒后，应按坠床/跌倒流程进行正确处理。第一时间通知医生，评估患者神志、意识，测量生命体征，初步检查伤口及身体其他部位受伤情况，妥善安置并安慰患者，并告知陪护人员和家属不要随意拉扯患者以免二次伤害。医生到场后遵医嘱进行处理，包括后续各项检查和治疗。MRI 检查科室工作人员进行事件经过的记录，上报不良事件并与病房护士做好交接班。病房护士再次向患者及其家属做好安抚和宣教，及时巡视病房，密切观察患者病情变化。

8. 患者出院后做好随访工作。

（三）注意事项

1. 患者转运时，建议使用医院统一领用的多功能转运床。该转运床可调节床高，将转运床、现卧床或待过床调节到同一高度，患者仅需平移即可。且该转运床配有转移床垫（尼龙材质，厚度适宜，耐剪切力，且有 4 个方便拎拿的拉环），相比床单优势明显，安全又省力。

2. 如特殊情况需要使用床上用物辅助搬运过床，必须评估床上用品质量，使用质量较好的被套（双层），甚至是两个被套（四层），避免使用床单（单层）。

3. 传统的平抬搬运方法，患者的全部重量是由搬运人员的上臂所支撑，存在支撑面小，稳定性差，在搬运时易动作不协调或用力不均匀等问题；同时，在搬运过程中搬运人员很容易出现腰部肌肉扭伤、腕关节的牵拉伤等问题，故建议尽量使用辅助工具，如使用"过床板"或"过床易"。过床易（床上翻身移位滑动布）的使用操作说明详见浙江大学出版社出版的《实用重症护理技术操作规范与图解》。胸腰椎术后患者，常配有支具，可携带支具转运和过床，减少搬运过程的可能风险。

4. 骨科腰椎、颈椎手术安全隐患：不仅在术后，术前也要注意安全搬运，否则会因为医务人员操作不规范，导致患者脊髓和神经根的损伤程度加重,严重时会使患者处于瘫痪状态,酿成难以弥补的后果。

5. 不仅仅是护理人员,全院其他部门工作人员也要加强预防坠床、跌倒的相关知识及其处理流程的学习培训和处理。

6. 后勤应对陪检人员做筛查和培训,制定一套规范的陪检流程,组织关于转运、搬运等知识技能的培训并考核。

7. 过床在医院内是一个高频率的操作,如操作不当,可能会发生患者坠床、管路滑脱、患者意外再损伤等各种不良事件。因此,提高护士、患者、陪护人员及检查室工作人员安全风险意识的同时,选择方便、安全的工具,改进意义更大。

● 参考文献

[1] 梁启玲.品管圈活动在降低骨折患者搬运缺陷率中的应用[J].齐鲁护理杂志,2015,(22):104-106.

[2] 蓝彩英,叶绿珊.不同方式过床预防腰椎骨折手术二次损伤及舒适度效果观察[J].国际护理学杂志,2015,(16):2205-2207.

[3] 王春英,房君,陈瑜,等.实用重症护理技术操作规范与图解[M].杭州:浙江大学出版社,2017.

[4] 方碧媚.轴式滚动移位法在胸腰椎骨折患者护理中的应用价值[J].中华现代护理杂志,2014,20(1):107-109.

[5] 宋凤琴,李珍,常磊.轴式滚动移位法在胸腰椎骨折中的应用[J].中西医结合护理(中英文),2017,3(2):75-77.

[6] 申素媛,刘玉美,陈娜,等.滑移式搬运对手术医护人员职业防护的临床研究[J].西部中医药,2017,30(6):127-129.

(杨爱玲、徐敏)

案例8：跨科收住护理风险

♦ 一、案例经过

患者王某某，男，56岁。因反复泡沫尿11年、血透9年余、便血3天，于2020年3月15日以"慢性肾脏病5期，血液透析，便血"肾内科借床收住骨科。入院时患者谵妄状态，体温36.8℃，脉搏70次/min，血压106/76mmHg，呼吸18次/min，带入留置针一枚，左前臂有一个动静脉瘘，搏动存在，四肢中度水肿，既往有精神分裂史、高血压、甲状腺功能减退症、心房颤动等病史。医嘱予Ⅱ级护理，无渣半流质、奥氮平片、降压、血透等对症支持治疗，双上肢约束带保护。

入院后，患者多次解黑便、柏油样便，量为100~500g/次不等，血常规示血红蛋白43~66g/L，面色、甲床苍白，四肢水肿存在。

3月18日13:15，又解柏油样大便一次，量约100g。13:18，血压84/56mmHg，医嘱改Ⅰ级护理、禁食，输RH阳性O型去白细胞红细胞悬液2.5U，生长抑素针组4mL/h微泵维持，每隔8h测血压、脉搏和氧饱和度，心电监护示：血压(103~129)/(56~74)mmHg，心率110~130次/min，呼吸18~21次/min，血氧饱和度96%~97%。

3月19日8:50，患者去血透室行血透治疗。

12:25，患者返回病房时，呼之不应，对疼痛刺激有反应，双侧瞳孔0.3cm，对光反射迟钝，面色、甲床苍白，四肢水肿冰冷，体温35.4℃，心电监护示：血压90/47mmHg，心率133次/min，心律不齐，指氧无法测出，立即予鼻导管吸氧3L/min，保暖，继续生长抑素针组4mL/h微泵维持，联系肾内科医生，未果，由本科室医生下医嘱进行救治。

13:07,患者解暗红色血便,量约 250g,予羟乙基淀粉注射液 500mL 以 50 滴/min 静滴,以上症状及监测数据无改善,又联系肾内科医生。

13:09,肾内科医生到达,血压 72/40mmHg,心率 134 次/min,心律不齐,指氧无法测出,医嘱改面罩吸氧,氧浓度为 30%。护士每 2~10min 测血压、脉搏和氧饱和度。13:20 随机血糖 2.9mmol/L,遵医嘱给予升压、升血糖、备血补液等一系列抢救治疗和检验检查。

14:07,患者在医生及护士陪护下转回肾内科继续治疗,转运时患者仍呼之不应,对疼痛刺激有反应,面色、甲床苍白,四肢水肿、冰冷,心电监护示:血压 106/51mmHg,心率 119 次/min,心律不齐,呼吸 19 次/min,指氧无法测得,面罩吸氧,氧浓度为 30%,两路静脉输液通畅,一路羟乙基淀粉补液,速度 50 滴/min,另一路去甲肾上腺素组 5mL/h 微泵静推。

二、案例思考

(一)风险点

1. 该患者入院时基础疾病多,病情复杂,跨科借床收住到与其本身专科疾病相差较远的骨科是否合适? 按本院借床制度规定,借床最长时间不得超过 48h,本科室第二日若有患者出院,应优先安排借床患者。该患者 3 月 15 日入院,至 3 月 18 日仍未转回相应科室,且在 3 月 19 日患者病情危重时联系不到主管医师,存在借床风险。

2. 患者入院时谵妄状态,四肢水肿,伴有重度贫血、消化道出血,医嘱给予 II 级护理不符合分级护理要求,血压 106/76mmHg,继续降压治疗不妥。

3. 入院后解柏油样便数次,一直未予重视,直至 3 月 18 日患者再次解柏油样便,血压下降至 84/56mmHg,出现休克状态,才采取相应措施,生命体征监测频率低(每隔 8h 一次)。

4. 3 月 19 日,患者病情仍不稳定,可能存在消化道活动性出血的情况下是否适合血透治疗,是否适合转运? 血透前医生是否有做评估? 是否必须行此次血透治疗? 若患者病情危重必须血透,是否可以选择床旁血透治疗,减少转运途中风险。

5. 患者完成血透治疗结束时病情加重,昏迷、休克状态,按照医院《危重患者转运管理制度》属 A 级危重患者,是否有医生陪同转运? 血透过程中及血透结束时患者的生命体征及病情有无监测、记录和交接?

6. 返回病房时病情加重并再次解暗红色血便,在多次联系肾内科医生未果的情况下,被借床科室医生仅做简单对症处理,补液 500mL,心律不齐而未行心电图检查,指氧测不出而未行血气分析,没有给予高浓度面罩吸氧,未开通两路静脉通路等,没有汇报上级医师或医院总值班;早期预警评分 3 分,未启动 RRT。

7. 抢救过程中使用了羟乙基淀粉。该药物易沉积在肾组织,尤其是近端小管,导致上皮细胞渗透压的改变,引起上皮细胞的坏死。输注羟乙基淀粉增加了急性肾损伤的发生率和对肾脏替代治疗的需求,增加了红细胞输注量,增加病死率。该患者不适合使用会增加肾脏损害的药物,以免进一步加重病情。休克补液先晶体溶液后胶体溶液,而羟乙基淀粉为胶体溶液,不应该先补;休克补液速度为 50 滴/min,实在太慢。

8. 出血性休克患者在血容量未补足的情况下,外周静脉泵推去甲肾上腺素不合理。

9. 患者禁食状态,又使用生长抑素针,可引起血糖降低,这期间护士未关注患者的血糖情况。患者随机血糖 2.9mmol/L,升血糖治疗后,血糖结果如何?

10. 四肢水肿输液且使用约束带,护士未关注患者的皮肤情况。

11. 患者在仍呼之不应,面罩吸氧,氧浓度 30％,指氧无法测出,同时在血管活性药物微泵注射下,是否适合转回原科室? 转运途中是否能保证安全?

(二)正确做法

1. 入院准备中心分配床位时,收治科室无床位需要借床时,应充分对患者病情现况做好评估,借床以同种或相近、相似疾病收治科室为第1选择,相关科室为第2选择,大科分类为第3选择。医院应建立收治标准及流程,明确借床科室和被借科室各项职责及义务。借床原则:借床科室第2天有床位时就应将患者转回原科室,最多48h转回。对于借床的相关规定,医院应以制度形式体现,不应仅在院内网发布通知。

2. 重病患者避免借床,可将轻症患者或即将出院的患者调整至借床科室,做好解释和安抚。

3. 根据患者病情及生活自理能力评估,按照分级护理要求给予相应的级别护理,做好患者病情的动态观察,及时汇报病情变化,使患者第一时间得到有效救治。

4. 护理部针对低血容量性休克、上消化道出血有急救流程,在非本专科应急情况需要处理时或处理有疑问时,可参考应急流程。

5. 在老年血液透析患者中,低血压是血液透析中常见的并发症,发病率为 10.0%～30.0%,居首位。而老年合并多种基础疾病,特别是心血管疾病,致使透析过程更易出现低血压,发生率高达 43.5%。血液透析的相对禁忌证包括:休克或收缩压低于 80mmHg 者;严重心律失常、心功能不全、冠状动脉粥样硬化性心脏病患者;严重贫血,血红蛋白低于 50g/L 者;大手术后 3 天内或有严重出血或出血倾向者。在患者病情不稳定时,应与医生沟通是否一定要这天去做血透,提前询问医生是否可以暂停血透,或者由护士及医生一起陪同去血透并与血透室做好病情交接,或者行床边血液透析,严密观察病情变化。

6. 转运前患者病情以及风险相关因素的客观评估,是控制转运风险的首要环节。根据医院《患者交接管理制度》及《危重患转运管理制度》，患者血透前需要正确全面评估患者的意识、生命体征、管路等情况，填写血透交接单，对于特殊患者的转运，需要执业医师或是护士陪同，告知血透室患者存在消化道出血情况，建议行无肝素透析。

7. 患者解黑便、柏油样便（说明有消化道出血），且血红蛋白低，皮肤苍白。对此类患者应严密监测血压、心率等，预防活动性出血及出血性休克的发生，及时向医生汇报病情变化并进行处理。最好入院就开通两路静脉通路。国内外围术期输血指南规定，血红蛋白（Hb）＞100g/L 不需要输注红细胞；美国麻醉医师协会（ASA）规定，Hb＜60g/L 时应当输注红细胞；我国和英国指南规定，红细胞输注阈值为 Hb＜70g/L。Hb 为 70～100g/L，多由医师根据患者具体情况决定是否输血。以上指南明确提出了红细胞输注阈值，对启动输血时机具有很好的指导作用。该患者入院后血红蛋白 43～66g/L，且面色、甲床苍白，四肢水肿，根据指南已达输血指征，应遵医嘱尽早输血。

8. 12：25 患者返回病房时，呼之不应，对疼痛刺激有反应，双侧瞳孔 0.3cm，对光反射迟钝，面色、甲床苍白，四肢水肿冰冷，体温 35.4℃，心电监护示：血压 90/47mmHg，心率 133 次/min，心律不齐，指氧无法测出，判断患者已出现休克症状，应立即补液复苏。

（1）常规开放两条以上的静脉通路，以保证不同的液体、药物在短时间内快速进入患者体内，最好选择上肢静脉。低血容量休克患者往往因有效循环血容量锐减和组织灌注不足，微循环障碍，致使患者肢体表面血管充盈欠佳。对这类患者，若周围血管萎陷或肥胖者静脉穿刺困难时，应立即行中心静脉穿刺插管，利于大量快速补液，同时测量中心静脉压。

（2）快速扩容，原则是及时、迅速、足量。对失血性休克患者，扩容速度比扩容量更为重要。足量的液体快速输入可使休克迅速纠正。应在严密监测动脉血压、尿量和中心静脉压（CVP）的基础上，结合患者皮肤温度、末梢循环、脉搏幅度及毛细血管充盈时间等微循环情况，判断补充血容量的效果。首先采用晶体液和人工胶体液复苏，必要时进行成分输血。

9. 患者每输注红细胞 1U 后，血红蛋白上升值（g/L）×60kg÷患者体重（kg）＞5g/L 为"有效"，5g/L＞Hb 升高值＞0 为"部分有效"，Hb 值升高值≤0 为"无效"。故应定期复查血象。

10. 患者氧饱和度测不出，应尽早改面罩吸氧，急查血气分析，根据血气分析调整氧浓度。

11. 患者左前臂有一个动静脉瘘，如使用约束不当，存在内瘘闭塞的风险。保护患者动静脉内瘘，尽量避免约束。

12. 四肢水肿输液、使用约束带应该关注患者的皮肤情况，避免压力性损伤的发生，及时停用约束带。

13. 患者解黑便次数增多，根据隐血检验结果，及时和专科医生做好沟通。应加强相关培训，建议内外科护士可以按规定时间相互轮换，提高专业服务能力，综合掌握内外科的相关知识和技能。

14. 生长抑素属于一种环状十四氨基酸肽，由人工合成，可以控制血糖，降低胰岛素抵抗，保护胰岛 β 细胞，并且能抑制胰高血糖素的分泌。由于生长抑素一方面抑制胰岛素分泌，另一方面抑制胰高血糖素分泌，故在治疗期间，可出现低血糖或高血糖。尤其是胰岛素依赖性糖尿病患者使用生长抑素后，需每隔 3～4h 测试血糖 1 次。对相关文献及说明书进行查阅，生长抑素引发的低血糖具有较高的发生率。另外，有报道停用生长抑素后患者出现低血糖反应。该患者同时处于禁食状态，因此在用药护理中要密切监测血糖的变化。

15. 当借床患者病情发生严重变化时，应及时联系其管床医生，联系不到时可以联系上级医生或者科主任，或者电话报告总值班。也可以立即联系所在科室的主任，由他主持患者的抢救工作。护士也可以立即启动 RRT，在抢救小组未到达之前，借床所在科室的高年资医师可以指挥抢救。

16. 在休克的治疗中，去甲肾上腺素在稳定心率和降低对肾功能损伤等方面较多巴胺有更明显的优势，是目前治疗休克的最佳药物。但必须在血容量补足的情况下才能使用去甲肾上腺素，且严禁外周微泵使用。

17. 通过案例,患者在抢救后指氧无法测得,说明患者在转运过程中存在风险。对于此类患者转运前的准备包括以下几项。

(1)评估病情:对需转运送检、治疗、转科的患者,由责任护士和主管医生一起评估患者的病情,评估内容包括意识、瞳孔、生命体征、血氧饱和度、气道是否通畅、途中可能发生的危险等,让转运者做到心中有数,以免面对患者在转运途中病情变化毫无准备,无法实施有效救治。

(2)尊重知情权,切实履行告知义务:目前医疗、护理纠纷中,绝大多数纠纷不属于医疗过失,而是部分民众对医疗风险不认识、不承担的反应。因此,医务人员需向患者家属交代转运事宜及风险,要求家属签署《危重患者转运知情同意书》,让患者和家属明白既然要接受医疗服务,就要接受可能受到的损害风险。

(3)患者的准备:①确保患者呼吸道通畅;②保持输液通畅;③采取安全防护措施,防止不良事件发生;④固定管道。

(4)抢救药品、物品、器械的准备:设立简易抢救箱,确保其能在转运途中正常使用。

(5)转运人员的要求:负责转运的护士应有较强的责任心,并具有独立工作和应急处理问题的能力。若患者生命体征不平稳,转运过程中需要两名护士及主管医生陪同。

(6)转运途中的护理:意识清醒者,做好心理护理,安慰患者,取得配合。烦躁者妥善应用约束带。昏迷者平卧位,头偏向一边,保持呼吸道通畅。转运途中,护士应处于患者头部严密观察患者生命体征,做好记录。保持输液通畅,正确搬运,防止摔倒、平车碰撞,冬季注意保暖。

(三)注意事项

1. 跨科收治患者是护理风险的高危人群,因其护理风险除了一般临床科室护理中普遍存在的风险外,还有其他特定的危险因素。能否正确识别、判断及分析这些风险因素，成为进行工作流程改造、正确进行护理风险管理决策的依据。全员培训专科护理知识、强化护士的风险意识、加强医护患沟通是风险管理的关键步骤。

2. 上消化道出血是尿毒症常见的并发症，不仅发病率高，严重者甚至可危及生命，约占尿毒症死亡总数的5%。

3. 近几年来，消化内科使用生长抑素（持续微泵静脉注射）的患者出现低血糖的概率明显增加。分析可能因素为：生长抑素本身对血糖的影响，生长抑素可延缓胃肠道对糖的吸收，降低餐后血糖；生长抑素可抑制胰高血糖素分泌及胰岛素分泌，但抑制胰高血糖素分泌作用较抑制胰岛素分泌作用强10～20倍；生长抑素有抑制小肠液及电解质、血管活性肠肽、抑胃肽、神经降压素等分泌的作用。故使用生长抑素治疗患者应关注血糖变化。

⬥ 参考文献

［1］Wiedermann CJ,Joannidis M. Accumulation of hydroxyethyl starch in human and animal tissues：a systematic review［J］. Intensive Care Med,2014,40(2):160-170.

［2］Bruno RR,Neuhaus W,Roewer N,et al. Molecular size and origin do not influence the harmful side effects of hydroxyethyl starch on human proximal tubule cells（HK-2）in vitro［J］. Anesth Analg, 2014,119(3):570-577.

［3］孔昊,王东信.什么患者不应使用羟乙基淀粉？［J］.国际麻醉学与复苏杂志,2017,38(11):1036-1040.

［4］陈佳,余泽波.临床输血策略进展［J］.临床输血与检验, 2018,20(1):100-106.

［5］于帅,黄用文,郭强,等.临床输血智能管理与评估系统的优化与应用［J］.中国输血杂志,2016,2:213-217.

［6］袁如冰.老年患者血液透析中低血压的原因分析及护理干

预[J].黑龙江医药,2013,26(3):538-540.

[7] 李志坚,郑勋华.血液透析的适应证和禁忌证[J].新医学,2001,32(12):746

[8] 唐小明.尿毒症行血透并发上消化道出血的护理[J].国际感染杂志,2019,8(1):130-131.

[9] 金红芳,章锃瑜,田军.持续泵注生长抑素治疗急性胰腺炎后发生低血糖反应的护理体会[J].中国现代医生,2017,55(10):152-154,158.

[10] 杨雪芳.肾内科危重患者转运的安全管理[J].世界最新医学信息文摘,2015,(17):168-168.

[11] 范学朋,柳梅.生长抑素在危重患者血糖控制中的作用[J].内科急危重症杂志,2014,20(1):24-26.

[12] 中国医师协会急诊医师分会.急性上消化道出血急诊诊治流程专家共识[J].中国急救医学,2015,(10):865-873.

（杨爱玲、王淑媛）

案例 9：压力性损伤护理风险

患者许某某，男性，68 岁，因发现右上肺占位 1 周余，外院胸部 CT 示：右肺上叶占位，肺癌考虑，两肺下叶少许斑片状影。拟"右上肺占位"，于 2020 年 6 月 2 日收住入院。入院时患者无咳嗽咳痰现象，无胸闷气促不适。压力性损伤危险因素 Braden 评分 23 分，营养评分 0 分。入院时完善各项辅助检查，其中白蛋白 46g/L。

6 月 11 日全麻下行胸腔镜下右肺上叶切除＋纵隔淋巴结清扫术，术后带回右侧胸腔闭式引流管（接低负压吸引），胸瓶内见有气泡溢出，予心电监护、吸氧、抗感染、补液对症治疗。Braden 评分 18 分，营养风险筛查（NRS）2002 营养评分 1 分。手术当日由患者女儿陪护，责任护士对其进行预防压力性损伤等相关宣教并进行胸外科常规护理。

6 月 12 日（术后第 1 天），改Ⅱ级护理，进流质饮食，并按早期康复流程，协助患者下床活动，复查白蛋白 34.1g/L。

6 月 13 日（术后第 2 天），停留置导尿，进普食。患者能自行下床活动，活动好，Braden 评分 19 分，右侧胸腔闭式引流管接低负压吸引，胸瓶内见有气泡溢出。患者女儿已回家，由患者妻子陪护，责任护士再次对家属进行相关注意点宣教，家属表示知晓，之后责任护士就未再查看患者皮肤情况。

6 月 14 日（术后第 3 天），患者胸腔闭式引流管内见较多气泡溢出，同时右胸部、右颈部、右上臂见皮下气肿。复查白蛋白 32.6g/L。16:15 翻身时发现尾骶部有一块大小 0.5cm×0.5cm 的 2 期压力性损伤,周边约 1cm×1cm 皮肤发红,予超薄型敷料(美皮康)保护。

6 月 30 日,停胸腔闭式引流;7 月 1 日,尾骶部压力性损伤愈合,出院。

后续在了解压力性损伤相关原因时,患者妻子告知,患者活动时胸管牵拉有疼痛,NRS 评分约 2～3 分,同时又担心胸管滑脱,故除了上厕所不得不起床外,其他时间均卧在床上,而且基本以平卧位、半卧位为主。对于责任护士进行的宣教告知其实很多都没听懂,但护士问的时候却说知道了,后来也没来咨询护士相关情况。

◉ 二、案例思考

(一)风险点

1. 责任护士对患者的评估形式化,未全面综合考虑患者实际情况,评估结果和患者实际情况不符,导致相应预防措施未落实。

(1)患者术后 Braden 评分为 18 分,术后第 2 天 Braden 评分更改为 19 分,是否正确?对于老年大手术后有胸腔置管的患者 Braden 评分更改未进行量化评估,具体下床活动的时间及活动频率实际并未了解。

(2)患者术后营养低于机体需要量,白蛋白持续下降是否有干预,有无关注进食情况,对低蛋白血症患者的风险未及时再评估。

(3)未考虑术后各类引流管及疼痛对患者活动力及移动力的影响。患者除上厕所外,均卧在床上,而且基本以平卧位、半卧位为主,剪切力大。当患者处于半卧位时,骶尾部皮肤与骶骨发生错位,导致该部位血管受压从而产生局部血液循环障碍,易发生压力性损伤。

(4)术后第 2 天至发生压力性损伤期间,护士未对患者皮肤进行查看评估。交接班不规范,术后第 2、3 天为周末,床边查房交接流于形式。

2. 责任护士对家属宣教流于形式,未对所宣教的内容进行反馈,未进行宣教效果的评价,未跟踪确认措施的实际落实及评估。

(1)患者更换陪护人员后虽重新口头宣教，但陪护家属自身年龄大，对宣教内容很多没听懂。护士与患者及其家属之间缺少沟通，未确认实际宣教效果及落实情况。

(2)患者胸腔镜术后，活动时胸管牵拉有疼痛，NRS 评分约 2～3 分，护士虽有疼痛宣教，但患者对宣教内容未全面掌握。

(3)创面处理：术后第 3 天，发现尾骶部有一块大小 0.5cm× 0.5cm 的 2 期压力性损伤，周边约 1cm×1cm 皮肤发红，用超薄型敷料保护是否合理？

(4)术后第 3 天患者胸腔闭式引流管内见较多气泡溢出，右胸部、右颈部、右上臂见皮下气肿。皮下气肿是胸腔闭式引流术后常见并发症之一，严重者可使患者呼吸运动受到限制，患者是否因此而减少活动量。护士应密切观察呼吸及皮下气肿消退情况，案例中没有提及是否有处理，也没有追踪原因。

（二）正确做法

1. 责任护士要综合考虑患者实际情况，发生病情变化时应及时进行 Braden 评分。此外，不应只关注到 Braden 评分，还应关注患者的体位情况，患者长时间处于半坐卧位、平卧位，首先应考虑到患者皮肤受压情况。

2. 患者发生低蛋白血症时，应针对压力性损伤中的营养评分进行重新评估，并做好相关干预措施，如通过调整饮食结构，静脉输注白蛋白、氨基酸类药物等方法及时予以纠正。

3. 规范交接班，将皮肤管理纳入日常工作常态，每班查看患者皮肤情况，并做好患者活动情况记录，正确进行 Braden 评分，指导患者及其家属进行有效翻身及肢体活动。周末、节假日、中午及夜间等薄弱环节也不松懈，做到护士长在与不在一个样，科室责任组长、高年资护士发挥监管指导带头作用。

4. 责任护士应针对不同宣教对象进行个性化宣教，评估宣教效果及具体措施落实情况。责任护士应该引导式询问患者是否对宣教的内容有所掌握，需要互相反馈。可使用回馈教学法。回馈教学法也被称为"回授法"或"反馈式教学法"，是指在对受教育者进行健康教育后，让其用自己的语言表达对相关信息的理解，对其理解有误或未能充分理解的内容，教育者再次进行指导，直至受教育者正确掌握所有相关内容。

5. 患者因术后胸管牵拉、疼痛，害怕胸管滑出而不敢过多活动。在日常护理工作中，应关注疼痛带来的不适，及时追踪处理，提高患者舒适度。

6. 根据患者实际活动情况，正确评估跌倒/坠床评分。

7. 关注压力性损伤评分中单项评分小于等于 3 分的患者。此类患者也属于高危人群，特别是活动力和移动力评分低的患者，压力性损伤的发生率更高。

8. 创面处理：2 期压力性损伤创面消毒后，予泡沫敷料（如康惠尔渗液吸收贴）封闭，密闭的湿性环境有利于创面愈合。做好班班交接工作，更换敷料时评估压力性损伤创面情况。超薄型敷料为一种 5 层软聚硅酮泡沫敷料，较柔软，又具有一定的厚度。它可以有效缓冲压力、摩擦力和剪切力对皮肤造成的伤害，顺应性好，能减少骨隆突处皮肤的机械摩擦，同时对局部组织起到减压作用，从而起到保护局部皮肤及预防压力性损伤的作用。超薄型敷料一般用于骨隆突处皮肤，起保护作用。而泡沫敷料通过为创面提供适宜的温度及湿度，有效促进伤口的愈合，加快疾病康复速度；提供并维持适宜的氧分压，对血管及肉芽组织的形成起显著促进作用；凭借其较强的自溶清创能力，对坏死组织产生选择性清除作用，对部分有机物及渗出物进行吸收；减少与创面之间的粘连，避免损伤肉芽组织与上皮组织；封闭式创面覆盖能保护创面，减少创面感染的机会。一般 3～7 天内需更换敷料，可根据敷料外观变化判断渗出液量多少。敷料外观变成乳白色，提示需要更换敷料。如有大小便污染、周围卷边或粘贴不牢时，每 2～3 天换 1 次。

9. 保持右侧胸腔闭式引流管引流通畅，勿扭曲、受压；将引流管固定妥当，避免移位与滑脱；保持胸壁穿刺处敷料清洁、干燥。持续负压吸引者，勿自行调节负压。

10. 术后注意观察患者有无胸闷、气促,如有不适及时汇报。如发生皮下气肿应进行以下处理:①取半坐卧位,利于改善呼吸困难及引流。②咳嗽时按压穿刺处。对年龄大、皮肤松弛患者,嘱患者咳嗽时双手指尖相对叠形按压穿刺点周围,引流管由双手食指与中指包裹,力度以患者能耐受为宜。松弛的皮肤在受到外界压迫后变得紧实,减少引流管与皮下腔隙的接触面积,同时气体进入皮下时阻力增大,从而有效防止气体进入皮下。③氧疗,持续用氧2～3L/min,不仅能改善缺氧状态,还能加快皮下气体的吸收。④向患者及其家属解释目前皮下气肿发生的原因以及对症的处理措施,关心并安慰患者,缓解其紧张焦虑情绪。⑤用记号笔勾勒出皮下气肿的范围,记录数据,每班交接,判断皮下气肿是否减轻,处理措施是否有效。观察患者是否出现呼吸困难、胸闷等气肿压迫心肺脏器等症状,以便出现问题后能够及时处理。

(三)注意事项

1. 院内压力性损伤的发生与护士及时准确的评估与预防措施的落实息息相关。护士应严格掌握压力性损伤评估内容,在患者病情变化时进行正确评估,使评估符合患者实际情况并采取积极预防措施。

2. 相关宣教的效果应以反馈式提问及实际查看来确认,而不是流于形式。

3. 将皮肤管理纳入日常工作常态,除了做好宣教外,更重要的是要把压力性损伤防范措施落实到位。

4. 组织学习医院护理部制定的《压力性损伤预防与管理制度》《压力性损伤诊疗与护理规范》《预防性敷料使用规范》,做好压力性损伤的预防及处理。特别需强调的是,预防性敷料不能代替翻身及其他预防措施。对使用敷料的患者,至少每班一次评估皮肤,并进行交接。

5. 关注患者疼痛、营养管理。疼痛、低蛋白血症患者压力性损伤的发生率显著增高。

● 参考文献

[1] 姜文彬,林辉,孙晓燕,等.美皮康敷料对ICU压疮高风险患者皮肤保护的应用研究[J].护士进修杂志,2016,(4):361-362.

[2] 吴爱华.康惠尔渗液吸收贴治疗压疮45例疗效观察及护理对策[J].中国药业,2015,24(24):115-117.

[3] 张鑫鑫.康惠尔泡沫敷料防治老年下肢骨折患者压疮的护理心得[J].山西医药杂志,2019,48(23):3004-3006.

[4] 黄新武,胡英,倪星会.应用康惠尔敷料治疗Ⅲ、Ⅳ度及不可分期压疮的护理体会[J].中国医药科学,2016,6(24):125-128.

[5] 赖静.舒适护理干预对胸腔闭式引流病人焦虑及疼痛的影响[J].护理实践与研究,2010,20:15-17.

[6] 俞荣萍,王苏平,王春霞,等.人性化护理在开胸术后胸腔闭式引流患者中的应用[J].中华现代护理杂志,2015,13:1550-1552.

[7] 李菁,万里红,梅克文,等.老年卧床病人骶尾部压力性损伤的多因素分析[J].中华护理研究,2019,33(1):97-101.

[8] 李菊云,杨丽华,樊玲丽,等.226名护士对围术期患者压力性损伤的认知及预防行为现状[J].护理学报,2017,24(18):48-52.

[9] 赵蕊,典慧娟.视频宣教联合回授法在脑胶质瘤患者术后肢体康复训练中的应用[J].护理学报,2018,25(9):64-67.

（宓莹燕、陈萍、陈丽君）

案例 10：烫伤护理风险

● 一、案例经过

患者李某，女，67 岁，因腹胀半月余，发现盆腔肿瘤 1 周，本院腹部 CT 平扫＋增强提示：①胆囊未显示，胆总管下段结石；②肝门区、后腹膜区、两侧腹股沟淋巴结肿大，转移性（首先考虑）；③腹膜多发转移；④两侧附件区软组织肿大，考虑肿瘤性病变，卵巢癌可能，子宫周围软组织增多，考虑转移性；⑤大量腹水脱落细胞提示（腹水）涂片中找到多堆癌细胞（倾向腺癌）。建议行手术治疗。为求进一步治疗，门诊拟"盆腔肿瘤：卵巢恶性肿瘤？"收入院。完善各项辅助检查后，于 2020 年 1 月 30 日行经腹卵巢癌根治术（子宫及双侧附件切除＋大网膜切除＋阑尾切除＋盆腔淋巴结切除＋腹主动脉旁淋巴结切除＋减瘤术）。术后 16：30 安返病房，返回时患者神志清，精神软，情绪稳定，医嘱予 I 级护理、禁食、吸氧、心电监护、镇痛泵 5mL/h 静脉维持。Barthel 评分 55 分，为中度依赖，汇报医生，协助生活护理，做好宣教；营养评分 3 分，汇报医生，医嘱予静脉营养治疗；深静脉血栓（DVT）评分 13 分，为中度风险，向患者及其家属做好相关宣教。

1 月 31 日 06：00，急诊查血生化，白蛋白 27.7g/L，医嘱予白蛋白针营养治疗。

1 月 31 日 19：00，护士巡视病房时发现患者小腿处有一个热水袋，马上查看患者皮肤，发现左小腿处有一块 3cm×3cm 皮肤发红，立即告知患者及其家属手术后不建议使用热水袋，家属表示理解，停止使用热水袋。

1 月 31 日 23:00,护士巡视病房时再次查看患者左小腿处皮肤情况,发红现象已消退。

2 月 1 日 08:10,责班护士了解使用热水袋时间及相关原因。患者告知:1 月 31 日,14:00 开始使用热水袋。因病房无空调,被子薄,自觉双下肢发冷,又不好意思让护士加被子,故自行使用了热水袋取暖。08:30,责班护士已为患者另加一床被子,患者未再使用热水袋。

● 二、案例思考

(一)风险点

1. 病房保暖设施不够完善。患者为了取暖,直接外用热水袋有导致烫伤的风险。

2. 健康教育不全面。病房未开空调,护士未评估患者是否需要保暖,未主动对患者及其家属的保暖措施进行指导。

3. 护士对患者的保暖管理流于形式,仅仅给予口头宣教,而且宣教内容简单,未真正了解患者的心理需求。

4. 护士未关注高危人群,针对部分生活自理及低蛋白血症的患者,特别是麻醉后 24h 内的患者,未告知禁止使用热水袋及使用热水袋潜在的风险。

5. 护士巡视病房和交接班时不够认真仔细,未查看患者全身皮肤情况。

6. 护理管理人员没有树立相应的安全防范意识,对于护理工作中存有的不安全因素未能及时发现;没有加强对安全防范培训的重视。

(二)正确做法

1. 完善病房取暖设施,及时主动了解患者需要,在医院中央空调关闭的情况下,采取更换棉被或加盖被子的方式保暖,防止烫伤事件的发生。

2. 关注烫伤高危人群，应该尽早履行告知义务，注意昏迷、截瘫、麻醉后 24h 内的患者以及有皮肤感觉功能障碍的患者，禁止使用热水袋。

3. 巡视病房和床旁交接班时，正确评估患者是否需要保暖或具体保暖情况以及患者的保暖能力，做好健康宣教。

4. 增强患者及其家属的安全意识，护理人员要及时与患者及其家属进行沟通，重视健康宣教的效果，使其认识到正确热疗的重要性及不正确热疗的危险性，增强患者及其家属的安全意识及防范意识，从而防止患者烫伤。

5. 正确实施烫伤发生的预案机制：护士及时评估患者情况→制订保暖健康教育计划→对患者完成常规的保暖教育和个体化指导→评估健康教育效果。根据效果及时调整健康教育内容及计划，确保患者保暖并安全。

6. 提高护理人员的工作责任心。个别护士对患者的保暖管理流于形式，保暖教育内容简单，在巡视病房和交接班时不认真仔细，不主动帮助患者保暖。针对这类情况，护士长应加强质量监督管理。

7. 发生烫伤应及时降温及保护患处，具体处理如下。

(1)烫伤后皮肤尚完整，应尽快使局部降温，如使用冷水冲洗以带走局部组织热量并减少进一步损害。

(2)若患者烫伤处已经起了水疱，应该保护局部，用干净的水冲洗患处，注意不要刺激或划破水疱，以防止感染。

(3)若伤处肿胀，应去掉衣物，连续用冷水冲洗伤处，然后用不带黏性的敷料，最好用消毒棉垫覆盖患处。如果患者的衣物和患处有粘连时，应该用剪刀将患处周围的衣服剪开，尽可能将患处暴露出来，用清洁的纱布轻轻覆盖。

(4)对于液体烫伤，首先要用冷水冲走热的液体，局部降温 10min，并用干净、潮湿的敷料覆盖。

(5)报告医生，进行进一步的处理。观察烫伤的好转情况及患者全身情况。准确记录烫伤发生的情况及处理的过程。填写护理不良事件报告单,上报护理部。

8. 严格执行床边交接班管理规范,每班交接时仔细查看患者全身皮肤情况,并做好患者活动情况记录。周末、节假日、中午、夜间等薄弱环节也不松懈,做到护士长在与不在一个样,科室责任组长、高年资护士发挥监管指导带头作用。

9. 加强该患者临床护理工作,及时记录病情变化,与患者和陪护人员有效沟通,防止纠纷、投诉。

10. 做好心理护理:热水袋烫伤是一种突如其来的肉体创伤,造成烫伤的原因与创面疼痛均易导致患者产生自责、自卑心理,并对其治疗产生疑虑、恐惧心理。从烫伤对身体的伤害来说,破坏伤者的皮肤,影响伤者的抗感染力,降低免疫力,使其对细菌的抵抗力大幅度下降,容易感染许多疾病;严重烫伤还会给患者带来精神创伤,往往易引发应激性精神障碍,因此必须施行有效的心理护理。

11. 护士长对护理人员进行安全教育和相关知识培训,重点讲解热水袋使用注意事项:一般水温调节至 60～70℃,对意识不清、老年人、婴幼儿、麻醉未清醒、末梢循环不良等患者,水温应调至50℃,以防发生烫伤。意识不清、感觉迟钝的患者使用热水袋时,应再包一块大毛巾或放于两层毛毯之间,并定时检查局部皮肤情况,以防烫伤。每半小时更换加热部位,防止局部皮肤受热过久。一旦发现皮肤有潮红、疼痛等反应,应立即停止使用,并在局部涂凡士林,以保护皮肤。用热水袋时,除了要注意把盖拧紧,防止热水流出导致的烫伤外,每次给热水袋装水时,装 70% 左右热水即可,并排尽袋内的空气;使用时间不要太长,最好是睡觉前放在被子里,睡觉时取出来;如果想睡觉时放在脚下取暖,要用毛巾把热水袋包上,不要使热力表面直接作用在皮肤上。严格执行交接班制度,并叮嘱患者及其家属不得自行调节热水袋水温。

12. 护士长确定病区风险热源种类及风险环节,强化护士风险识别意识。确定常用风险热源为热水袋(暖手宝)、热毛巾、热水、热饮、烤灯及理疗仪,禁止使用橡胶热水袋。规范防烫伤风险评估时段及评估内容:烫伤风险评估的 4 个时段分别为入院时及使用热源前、中、后。评估内容为患者风险、热源温度、可持续使用时间及观察间隔时间。对高烫伤风险患者,实行家属在护士指导下使用,禁止家属自行为患者使用热源。

13. 重视护理安全监管,护理人员要及时发现护理工作中存在的不安全因素,认真分析烫伤安全隐患或导致烫伤发生的原因,制定行之有效的应对措施。加强对有烫伤风险及习惯使用热水袋患者的教育和管理,制定明确的护理安全责任制。

(三)注意事项

1. 烫伤的高危人群。

(1)危重、小儿、老年患者,昏迷、截瘫、麻醉后 24h 内的患者及有皮肤感觉功能障碍的患者,因感觉功能障碍,或感觉功能减退,发生烫伤可能性增高。

(2)糖尿病患者,外周皮肤对热的耐受性差,不能耐受正常人感觉合适的水温,再加上末梢神经感觉迟钝,即使水温热了也不能准确感知,因此容易发生烫伤。

2. 烫伤的高危时段。

(1)术后 6h 内:冬季为了防止手术患者术中受凉,手术室空调设置的温度往往比外界实际温度高,患者一旦出了手术室,回病房途中由于身体裸露,会感到寒冷;另外,术后患者个别因麻醉药的残余作用,表现为四肢颤抖或感觉迟钝,家属以为是寒冷所致,多数会自行或要求保暖。由于此时患者感觉迟钝,对温度的刺激,反应不灵敏,如果保暖不当,烫伤发生的可能性较大。

(2)护士床旁交接班后:由于护士和患方之间缺乏积极、有效的沟通,或护士在行保暖教育时过分强调保暖烫伤的易发性和危害性,对患方人员的保暖行为表现出不同程度的"限制和反对",患方人员表面上配合,心理上却抵触,在护士床旁交接班后避开护士的指导,私自采取热水袋等保暖措施,因此容易出现烫伤。

3. 烫伤的高危部位。

（1）下肢肢端：下肢肢端远离心脏，由于重力作用，血流缓慢，末梢血液循环较差，热供应相对较少，加之缺乏脂肪覆盖，保暖性能也较差，人体容易感觉四肢寒冷、冰凉。这样下肢肢端就成为人们局部保暖常选部位。如果保暖不当，容易发生医源性烫伤。

（2）靠近输液侧肢体的腰部及髋部：手背静脉和前臂静脉是输液穿刺的常选部位。患者平卧病床时，输液肢体多平放于躯干的两侧，靠近腰部和髋部。在冬季，输注的各种液体温度比人体体温低，当液体静脉滴注进入人体时，患者会感觉输液部位、输液侧肢体乃至全身寒冷不适，保暖成为有效措施之一。如果保暖不当，发生烫伤的概率也会上升。

4. 烫伤的高危暖具：无论是充电式电暖器，还是输液后弃用的玻璃瓶，都具有体积小、经济便利、使用方法简单、传热快、保温性能好等优点，但在使用中如果温度过高而直接贴近皮肤，就极易导致烫伤。虽然患者经过护士的反复教育也意识到了其致烫伤的危险性，在使用时也采用毛巾包裹，避免其与皮肤直接相贴，但因其为扁圆或圆柱，表面光滑易滑动，所以极易随患者体位改变而挪动到其他部位，甚至包裹的毛巾脱落，致使烫伤发生。

参考文献

[1] 季茂玉.患者烫伤的安全护理[J].大家健康（中旬版），2013,7(6):126.

[2] 李美圆.住院患者烫伤原因分析及预防措施[J].护士进修杂志，2013,28(1):54-55.

[3] 王娟，谢卫国，丁汉梅，等.武汉地区冬季低热烫伤住院患者的原因及人群特征分析[J].中华损伤与修复杂志（电子版），2013,8(3):266-269.

[4] 韩志敏.住院患者烫伤的原因分析及预防措施[J].中医临床研究，2014,6(2):120-121.

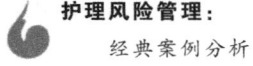

[5] 李阳阳. 冬季如何挑选安全热水袋[J]. 家庭医药(快乐养生),2015,(2):60-61.

[6] 康凤英,刘璐,薛宁宁. 14 例住院病人烫伤不良事件的根本原因分析[J]. 护理研究,2015,(21):2643-2646,2647.

[7] 曹文竹,席淑新,石美琴. 护理交接班研究进展[J]. 护理学杂志,2017,32(2):104-107.

[8] 付春霞. 水胶体敷料治疗浅Ⅱ度烫伤的护理体会[J]. 中国保健营养,2018,28(36):152.

[9] 谭春丽,刘海燕,张凤霞. 老年低温烫伤的护理[J]. 中日友好医院学报,2019,33(2):126.

（张飞飞、邱玲艳、陈芳）

案例 11：跌倒护理风险

● 一、案例经过

患者刘某某，女性，79 岁，因左肺上叶占位，咳嗽咳痰半年余，门诊拟"肺恶性肿瘤、肺部感染"于 2020 年 3 月 16 日收住入院。入院时患者无胸闷气促，存在咳嗽，但无咳痰，跌倒评分 2 分，营养评分 2 分，Barthe 评分 100 分。患病后未行手术及化疗。既往有高血压 20 年余，规律服用非洛地平片 5mg（qm，po），自诉血压控制较好。

入院后完善各项辅助检查，予乳酸左氧氟沙星，3 月 22 日开始加用头孢美唑钠抗感染、雾化、化痰及降压等治疗。3 月 18 日血常规结果：白细胞计数 13.1×10^9/L，红细胞计数 2.97×10^{12}/L，血红蛋白 79g/L，血小板计数 354×10^9/L。予重组人促红素 10000U，ih，隔日 1 次（qod）。入院后血压波动在（128～157）/（62～89）mmHg。

3 月 25 日 17：00，患者诉下午腹泻 3 次，为糊状便，汇报医生，予双歧杆菌三联活菌肠溶胶囊对症治疗，继续观察患者腹泻情况。指导患者下床或如厕后三部曲进行，有头晕不适及时拉铃呼叫，并加强巡视。告知患者联系家属进行陪护。18：30，患者腹泻未止，汇报医生，予蒙脱石散对症治疗，效果不佳；22：00，患者上完厕所起身时突感头晕伴下肢无力而跌倒，当时左侧头部与左侧膝盖着地。隔壁床陪护人员听到声音后呼叫护士前往。患者被扶起后诉头晕乏力缓解。搀扶患者至病床，并汇报值班医生和主管医生，测量生命体征（正常）。

3 月 26 日，复查血常规五分类：白细胞计数 9.8×10^9/L，红细

胞计数 $2.91 \times 10^{12}/L$，血红蛋白 $81g/L$，血小板计数 $385 \times 10^9/L$。3月26日，粪中找到菌丝及孢子，予氟康唑（口服）。3月27日腹泻止，出院。

二、案例思考

（一）风险点

1. 跌倒评估、预见性防范措施及跌倒后处理落实不到位。

（1）患者入院时跌倒评分有误：患者79岁，长期服用降压药，无人陪护，跌倒评分2分不正确。

（2）3月18日患者血红蛋白79g/L，3月25日患者腹泻不止，出现病情变化时未动态评估跌倒风险并采取相应的措施。

（3）跌倒坠床宣教不到位，在患者发生多次腹泻后应指导患者床上排便，以避免跌倒风险。

（4）患者病情变化后未及时开立陪护医嘱，让患者自行联系家属做法不妥，陪护有无到位未继续跟进。

（5）跌倒发生后处理流程不规范：患者发生跌倒时左侧头部及左侧膝盖着地，未描述患者受伤情况；未监测患者的神志、瞳孔情况；多次腹泻后及发生夜间跌倒后未测随机血糖，未行相关检查；跌倒24h后未再次评估。

2. 病情观察不到位。

（1）患者腹泻多次，没有记录大便的量、形状、次数，未监测血压，无腹痛、恶心、呕吐等伴随症状的观察。

（2）患者多次腹泻，没有结合病情及治疗深入地分析原因，当晚没有留取大便标本送检；腹泻不止有导致电解质紊乱、体液不足的风险，未查血常规、电解质。

（3）患者血红蛋白为79g/L，属中度贫血，没有头晕无力等贫血症状的观察描述。

（4）用药观察不到位：重组人促红素有使血压升高、胃肠道反应（如恶心、呕吐、食欲不振、腹泻等），左氧氟沙星有头痛、头晕副作用，头孢美唑钠有腹泻副作用，都可能引发跌倒；双联抗菌药物应用后，菌群失调概率很高，无相应观察记录。

（5）肺癌患者为血栓风险患者，腹泻会加重风险，未有静脉血栓栓塞症（VTE）相应评估。

（二）正确做法

1. 正确评估各类表单。根据患者 79 岁，无陪护人，口服高血压药物这三点，患者入院时的跌倒评分至少 3 分。评估表单不能流于形式，应根据每位患者的实际情况仔细评估。跌倒是我国人群伤害死亡的第四位原因，而在 65 岁及以上的老年人中居首位。调查显示，跌倒的发生率随年龄增加而升高。65 岁及以上老年人就是跌倒高危人群。因此，入院时应向患者及其家属告知老年患者跌倒风险及陪护必要性。

2. 密切观察患者病情变化，根据病情动态评估各项风险。3月 18 日患者血红蛋白 79g/L，3 月 25 日患者腹泻不止，此时患者体能虚弱，应再次进行跌倒风险评估，且评估结果应为高危跌倒，应向患者进行高危跌倒的相关宣教并签署高危跌倒告知书。告知患者在陪护人员未到之前，不得自行下床去卫生间，如需下床或其他帮助，及时按呼叫铃，由护士协助完成。在陪护人员一直未出现的情况下，及时汇报医生，让医生与家属取得联系，告知家属目前患者病情变化情况，以及陪护的重要性和必要性。

3. 在使用药物对症治疗后，患者仍腹泻不止，应考虑使用其他药物或措施，留取大便常规和大便培养。对于老年患者的腹泻不止，应及时采集血标本，注意血常规和血电解质变化，必要时给予口服或静脉补液治疗。

4. 患者发生跌倒后，应及时测量患者生命体征，对患者就地细致体检，必要时做辅助检查以排除骨折、脑出血等。臀部着地者行腰椎、骶尾骨、髋部、骨盆等部位 X 线扫描；头部着地者行颅脑 CT 扫描，并在 48h 内观察瞳孔变化及神志是否清晰；若躯干受到碰撞,则行胸部 X 线检查;若怀疑脏器损伤,则行腹部 B 超检查。

5.老年人抵抗力低下,消化功能差,常会因饮食不当或细菌感染而腹泻,尤其好发于夏季各种病原菌高繁殖时期,如得不到及时有效的治疗,易出现不同程度、不同类型的并发症。腹泻时,老年人没有足够的肝糖原转化为糖,患者易出现乏力、出汗、心悸、面色苍白、晕厥等一系列低血糖症状,严重者会出现低血糖昏迷,故需监测血糖情况。对待腹泻患者应耐心仔细,认真负责。不能武断认为单纯性腹泻,应行详细体检,进行必要的辅助检查,排除相关并发症。

6.患者发生跌倒后当班护士应及时上报护理不良事件,分析原因,护士长组织科室讨论,吸取经验教训,引以为戒。

(三)注意事项

1.在临床护理工作中,要动态观察患者病情变化。当患者发生病情变化时,护士要根据病情及时正确评估。护理文书的书写要求严谨、准确。

2.老年患者由于年龄较大,身体各项机能都处于不断衰退中,因此在住院期间很容易发生跌倒,一旦跌倒将会给患者带来不利的影响,甚至造成死亡。医护人员要重视老年患者的跌倒,分析并明确导致跌倒发生的因素,并对患者实施有效的护理干预,以预防跌倒的发生。

3.一旦患者发生跌倒,医护人员一定要冷静面对,正确处理,不能马上将患者扶起来,而是要先评估患者的神志、瞳孔、生命体征及受伤情况,再妥善安置,以防因用力不当等造成二次伤害。

4.临床工作中需连续、反复强化防跌倒意识。对于评分表主观臆断性较强的分项应宁高勿低。高评分无论对患者、护士,还是对家属,都是一种警醒。

5.护士进行常规宣教后要进行后续的评价和关注,并有风险预见性。

6.肿瘤患者有血栓风险,腹泻会加重风险,应有 VTE 相应评估;对多次腹泻后发生夜间跌倒的患者,病情评估同时应考虑测量随机血糖,以免疏漏。

● 参考文献

[1] 张曙,周栋雯.根本原因分析在住院老年患者跌倒中的应用[J].中国实用护理杂志,2015;31(13):977-979.

[2] 罗昌春,邓宝凤,纪冬梅,等.不同特征痴呆老年住院患者跌倒伤害分析[J].中国护理管理,2015;15(11):1299-301.

[3] 张春龙.老年人腹泻并发症的分析[J].贵阳中医学院学报,2012,34(1):70-71.

[4] 周忠良.警惕!老年人"摔倒"留下的致命隐患[J].中医健康养生,2018,4(7):45-47.

[5] 徐晓艳.60例老年住院患者跌倒事件统计与防范措施分析[J].护理实践与研究,2018,15(18):142-144.

[6] 林冬梅.预见性护理对老年住院患者坠床/跌倒发生率的影响[J].护理实践与研究,2017,14(1):144-145.

(曹燕、李瑛)

案例 12：药品标签风险

一、案例经过

患者，杜某某，男性，73岁，2020年8月16日18:58因Ⅲ度房室传导阻滞由急诊室收住入院，拟行"心脏永久性起搏器植入术"。入院时患者神志清，未诉头晕胸闷，无黑矇心悸不适。带入异丙肾上腺素注射液1mg+0.9%氯化钠注射液50mL以3mL/h微泵静脉注射维持，余量45mL。测脉搏52次/min，体温36.5℃，呼吸18次/min，血压120/65mmHg，跌倒/坠床评分1分，压力性损伤评分22分，Barthel指数评分90分，NRS评分0分。医嘱予Ⅰ级护理、心电监护。心电监护示：心率50～58次/min，心律尚齐。医嘱予异丙肾上腺素针组，3mL/h微泵维持。

患者夜间经过平稳。持续心电监护，异丙肾上腺素针组3mL/h微泵维持，心率维持在50～60次/min，未发生头晕黑矇现象。

8月17日8:20，夜班与责任护士床边交接班，责任护士检查患者输液情况，发现异丙肾上腺素针组药物标签不完整，注射器外贴手工标签，只有药物名称，无患者姓名、出生日期、药物剂量、使用方法等。

夜班护士诉接班时异丙肾上腺素针组液体3mL/h微泵维持，因微泵放在患者床头柜上，当时只看了微泵走速及微泵工作正常，粗看余量还有30mL，想着本班内基本不用更换异丙肾上腺素针组，就未查看标签。接班后班内未调节异丙肾上腺素针组速度，也未更换异丙肾上腺素针组，后续未查看标签。

询问8月16日前夜班护士，诉患者入院时与急诊护士交接班发现注射器外面贴的是手工标签，标签不符合规范，当时虽有指出，要求急诊室护士及时正确补写，但后续未再关注标签事宜。后来巡视患者异丙肾上腺素针组 3mL/h 微泵输注正常，心率控制理想，未再查看异丙肾上腺素针组的余量，忘记处理药物标签不规范的事情。与夜班护士交接时查看留置针的情况，交接药物使用情况，但都未取下微泵上注射器进行仔细查看。

事后处理：责任护士立即让医生按照院内自备药管理规范补录药物医嘱，打印输液卡片，床边核对患者信息，贴于异丙肾上腺素针组的注射器上，同时补录给药记录。前夜、后夜班护士认识到交接班存在的问题。在科内组织全体护士对本院患者身份识别制度、护士给药制度、护理查对制度、患者交接管理制度进行再学习。

◆ 二、案例思考

(一)风险点

1. 急诊室护士按医嘱使用异丙肾上腺素针组，未规范使用药物标签。

2. 急诊室护士与病房护士交接发现药物标签不规范的问题，急诊室护士未及时处理。病房护士也未跟进此事。

3. 病房前夜班护士与后夜班护士交接，未按照交接班制度进行规范交接，未发现异丙肾上腺素针组不规范的药物标签。

4. 前后夜班护士夜间巡视患者不到位，未仔细观察微泵药物使用情况。

5. 患者到病房后，急诊室带入的异丙肾上腺素针组无开始给药记录。

6. 护士对患者身份识别制度、护士给药制度、护理查对制度、患者交接管理制度、危重患者安全制度、护理分级制度、患者自备药品管理制度掌握不足及落实不严。

（二）正确做法

1. 急诊室护士正确执行患者的药物医嘱，打印电子药物标签并粘贴在异丙肾上腺素针组的注射器上，做好给药记录。

2. 病房护士与急诊室护士交接时，发现异丙肾上腺素针组药物标签不完整、不规范，应明确责任，由急诊室护士立即处理，病房护士确认跟进标签规范落实情况。

3. 病房前夜班护士安置好患者后，立即通知医生按照院内自备药管理规范补录药物医嘱，核对提交医嘱后打印输液卡，床边双人核对患者信息，核对注射器上原有的药物标签，将新标签贴于异丙肾上腺素针组的注射器上。然后掌上电脑（PDA）扫描执行给药记录。

4. 病房前夜班护士在执行药物医嘱前，落实查对制度：三查（操作前、操作中、操作后）；四正确（正确的患者、正确的药物、正确的用法、正确的时间。其中，正确的患者包括核对出生日期、姓名，正确的药物包括核对药名、剂量、浓度、有效期、药品质量）。

5. 病房前后夜班护士掌握交接管理制度，落实规范交接。交接班时工作态度严谨，交班内容不遗漏。应仔细检查患者异丙肾上腺素针组的使用情况，包括药物标签、微泵走速、药物剂量、浓度、余量、微泵运作是否正常、药物使用效果等。对药物使用过程中的特殊事项做好交接。

6. 护士巡视病房时加强病情观察，认真落实特殊用药的观察，及时查看输液情况，掌握患者给药的药名、剂量、浓度、余量等。

（三）注意事项

1. 采用标准化医护沟通模式（SBAR）交接，护理人员对交接的流程及重点内容必须清楚掌握，特别是危重患者的交接。同时，应掌握院内危重患者安全管理制度。

2. 护理人员应掌握护理巡视要求，对患者的病情变化、特殊用药观察落实到位。

3. 医嘱闭环管理能明显提高护理给药的安全性。护士应严格落实查对制度。护士执行医嘱用 PDA 扫描核对，录入给药记录，减少给药错误的发生。

4. 用药安全是所有护理安全中最为核心的环节。在临床护理中，低年资护士常缺乏主动核对的意识，对给药发生错误的防范意识薄弱，风险评估能力不足。护士长在临床护理工作中加强用药安全的考核，是一种强制性执行过程，有利于增强低年资护士主动核对的意识。

5. 交接是所有临床护士最容易忽略的环节，在转运交接时核对有无正确给药是护理静脉用药安全最基本的保障。护士交接时发现未对患者正确给药，应立即处理存在的风险问题，确认安全给药。

参考文献

[1] 费杏珍，孙丽丽，邓仁丽，等.基于 SBAR 交接模型的急诊患者转运交接单的设计和应用[J].护士进修杂志，2016，31（3）：229-232.

[2] 王婷婷，王敏，傅根莲，等.医嘱闭环管理对护理给药安全的影响[J].医学信息，2017，30（1）：13-15.

[3] 唐富琴，张琳，金艾黎.六西格玛方法在降低给药查对缺陷率中的应用[J].护理学报，2013，（18）：10-13.

[4] 胡向荣.清单式互查在护士给药查对习惯培养中的应用[J].中西医结合护理（中英文），2018，4（11）：175-178.

[5] 付莲英，杨海兰，廖爱民.以四正确为核心的三四二二查对体系在减少给药错误中的应用[J].中国当代医药，2017，24（29）：152-154.

[6] 方秀敏.影响护理人员静脉给药查对执行的相关因素分析[J].全科护理，2014，（21）：1998-1999.

[7] 杨毅华，赖文娟，管玉梅.护士自我管理模式在静脉给药查对中的应用[J].护理学杂志，2013，28（14）：59-60.

（谢小玲、杨瑶琴）

案例 13：手术标识风险

⬤ 一、案例经过

患者朱某某，男性，75 岁，因体检发现两肺多发结节 4 年余，我院 CT 检查示左肺上叶混杂磨玻璃结节，Lung-RADs4C 类（建议结合病理）；左肺上叶磨玻璃结节，Lung-RADs4B 类；另两肺多发结节，部分呈磨玻璃密度，Lung-RADs2-3 类。附见胆总管及肝内胆管扩张，建议进一步检查。现为求进一步治疗，于 9 月 22 日拟"肺占位性病变"办理预住院。完善各项辅助检查后，拟定于 10 月 8 日接台行全麻下胸腔镜下肺叶切除术。

10 月 8 日早上，床边交班时责任护士查看患者手术标识，见标识还未标上，立即联系了主管医生，主管医生表示会来标记。17:00，手术室来接患者，责任护士核对手术交接单发现手术标识还未画上，就再次电话联系主管医生（当时主管医生在手术室内），主管医生要责任护士帮他在患者身上画一下标识，责任护士觉得这个事情还是容易做的，就答应了。在医生电话指导下，再次与医生确认左右侧后，在患者右侧胸壁画上了手术标识。此时电话还未挂断，患者家属也听到了电话内容，就提出异议，说患者患处在左侧，为什么画在右侧。责任护士再次询问主管医生，医生诉他也忘记是左侧还是右侧了，让责任护士不用再画标识，到手术室后他会补画上。此时责任护士查看了病历中的手术知情同意书，发现手术部位确实是在左侧，而非右侧。

患者多位家属在旁，认为医生和护士工作不严谨，不认真，表现出对医护工作的不信任，不过还是配合地将患者送去了手术室进行手术。

10 月 9 日 00:25,患者全麻下行胸腔镜下左上肺固有段切除术＋纵隔淋巴结清扫术＋胸膜粘连松解术,结束后安返病房。

二、案例思考

(一)风险点

1. 责任护士早上发现患者手术部位标识未做,告知医生后未及时跟踪反馈,导致在 17:00 手术室来接的时候才发现仍未做标识,存在风险。

2. 医护双方都未严格执行手术安全核查相应制度,对手术标识的重要性缺乏认识,风险意识不足,法律意识薄弱。

(1)按照全国医师协会发布患者安全目标(2019 年)规定:制定并实施统一的手术及有创操作的部位标识流程,由实施手术的医生标记手术部位,标记时应在患者清醒和知晓的情况下进行,并将其纳入术前核对流程予以执行。护士通过电话在医生指导下在患者身上做手术标识,违反操作规程;标记错误会导致严重的医疗事故,甚至要背负法律责任,该护士没有意识到事情的严重性。

(2)手术患者交接制度执行不严。患者手术交接时,护士应执行核对程序:主动询问患者手术名称、部位,根据患者回答内容核查交接单所填写手术名称是否正确。有疑问时医护双方都未严谨地对病历、影像资料、术前知情同意书等资料进行确认。

(3)护士做手术前核查时未让患者参与,如核对手术标识时没有询问患者手术部位等情况。

3. 口头医嘱制度执行不严。在不是抢救的情况下,仅在医生电话指导下,且并未查看确认病历中手术知情同意书上的手术部位,擅自执行口头、电话医嘱,当主管医生要求口头指导画手术标识时,责任护士没有合理拒绝。

4. 责班护士对自己管辖床位患者的手术部位不知晓,病情掌握不全。

5. 医护之间的沟通不能当着家属的面进行，容易因内容或见解不一致而引发医疗纠纷。

（二）正确做法

1. 护士在手术前晚发放手术衣裤、禁食宣教时查看有无手术标记，如无标记应及时提醒医生，并做好交接班；第 2 天早上发现无手术标记，汇报医生后要做好追踪落实。

2. 严格执行手术安全核查相应制度，执行《手术安全核查制度》相关规定。

（1）各类手术，都要进行病房术前核查。

（2）病房术前核查在手术方案确定、进行知情同意程序后在病区进行。

（3）病房术前核查由手术医生亲自进行，核查内容为患者的身份识别、诊断和拟进行的手术，并确认已获得该患者的病历信息、相关检验病理及影像学检查资料、患者的知情同意书等有关资料。核查完成后，主刀医生在记录核查情况的病程录中签名。

（4）手术部位标记。①所有手术（含有创操作）都要有手术身体部位标记。特别是双侧部位、多组织（手指、足趾、关节、附件等）或多节段（脊柱）。②手术标记由手术主刀（操作）医生执行。③手术标记在术前病区内（急诊）完成。④手术标记由医生使用医院统一的紫色手术标识专用记号笔标记，在患者身体手术部位写上统一记号"○"。⑤医生进行手术标记时应让患者或患者家属参与，使其了解将进行的手术和手术的部位。

3. 医生开手术申请时，手术名称上应该写明左或右，护士打印手术交接单时核对患者病历资料和医生的手术申请单，在手术交接单上规范书写手术名称并标明左或右。

4. 护士送手术患者行手术前，应严谨地对患者病历、影像资料、术前知情同意书、交接单各项目进行逐一核查确认；发现无标识或者标识不规范者，应再次汇报医生，没有医生在科室时，打电话给主管医师或手术医师,需要去手术室做标记的应在手术交接单上做好记录"无手术标记,已汇报医生"。护士无权限做手术标记。

5. 手术前的核查需患者或家属参与,如核对手术标记时应询问患者自己手术部位等情况。

6. 医嘱是护理人员对患者实施治疗和给药的依据并具有法律作用,而口头医嘱是医疗行为中,紧急及抢救情况下的一种医嘱形式,是为了赢得救治生命的宝贵时间而采取的特殊医嘱形式。口头医嘱的原则:仅限危重病抢救或手术时的现场口头医嘱,开具口头医嘱的医师必须是现场急救医师。禁止短信与电话医嘱。

7. 注意医护沟通的场合和方式。对任何有关患者的问题,医护人员须避免在家属和患者前讨论,以免影响患者及其家属对医护人员专业水平的可信度;对医生提出的超出护士权限的事,不要碍于情面,要懂得拒绝,并说明原因。

(三)注意事项

1. 医生和护士所担负的职责不同,在目前并列-互补型的医护关系基本模式下,护士应正确把握自己的位置和角色,明确权责划分。

2. 重视术前手术标识的落实,明确责任。

3. 工作中要有自己的判断,不确定的信息要进行确认,不能轻信。

4. 除抢救或手术特殊情况外,禁止口头医嘱。

● 参考文献

[1] 李冰.非抢救时口头给药医嘱的控制与管理[J].护理实践与研究,2015,12(6):27-29.

[2] 程彬,韩晨光,梁佳敏,等.加强手术安全核查防范医疗差错事故[J].中国卫生质量管理,2010,17(2):13-15.

［3］史楠,周伟伟,陈荣珠.手术部位标识的应用及现状[J].临床护理杂志,2014,13(4):57-60.

［4］张军花,钟奕.医护一体化模式在手术部位标识管理中的应用效果[J].中华现代护理杂志.2016,22(7):1021-1023.

［5］郭玮,司炳祥,任帮玲,等.提高手术安全核查规范执行率[J].中国卫生质量管理,2018,25(5):84-88.

（黄淑群、洪莹）

案例 14：差错未遂至护理投诉风险

● 一、案例经过

患者陈某某,女,年龄71岁,腰背部伴左下肢痛麻2年余,加重1月。当地医院腰椎磁共振(MR)检查示L5/S1腰椎间盘突出,门诊拟"腰椎间盘突出症(L5/S1)"于2020年7月30日收住入院。体检:L5/S1间隙及椎旁有轻压痛;左小腿后方、外踝附近、足背外侧、足底皮肤触觉和痛觉减退;肌力未见明显异常;余肢感觉及肌力无明显异常。于8月4日在全麻下行后路脊柱内镜下腰椎间盘突出切除十射频消融十肥厚黄韧带部分切除术。术后恢复顺利。

8月5日下午一上班,责任护士说29床患者找护士长,护士长稍微问了原因(重复采血未遂,患者有不满情绪),来到床边。

当时29床患者面红耳赤,很激动,抱怨说:"护士上午采了3管血,中午又来抽了。问他抽啥血,不知道;啥项目,不知道;啥目的,不知道;最后'你不抽就不抽'就没抽走了。到底要抽不抽?后又说不用抽了。你们医院真是随便,制度落实不严,我要告诉院长去。"

护士长倾听29床患者抱怨后,道歉、安抚,并嘱咐责任护士给患者测量血压(152/75mmHg)。了解原委后,再次来到床边,致歉、解释、安抚,获得患者谅解。

事件追溯:事发日(8月5日)7:35,医生查房后医嘱29床有3管采血:血常规、肝肾功能电解质C反应蛋白、凝血全套。

责任护士8:40拿到采血条码(3条码连续打印成条),想起要汇报患者情况,走进医生办公室,在忙碌过程中中途遗落采血条码,要抽血时才发现条码遗失,翻找未果。8:50请主班老师重新打印条码,8:58完成采血。采血过程中,患者反复询问采血的内容,是否是她本人需要采血,沟通稍有困难。责任护士再次核对医嘱后向其解释确实是其需要采血,并告知采血的内容,患者表示理解并同意采血。

护士乙于9:30~10:00在医生办公室,见地上有1张条码纸,捡起来后发现是29床的3个采血条码,走到护士站主班老师旁边,跟主班老师说"不知今天29床是谁管的,捡到检验条码1张……",然后把3条码放进了主班电脑旁的(条码)盒子,而专注于处理电脑医嘱的主班老师未实际接收护士乙说的讯息。

13:25,护士丙看见了(条码)盒子里有29床3个采血条码,未询证核实,就让学生去采血。学生独自一人到床边,对较真的29床患者的疑问一问三不知,交流不畅、疑惑未解、采血未遂,学生悻悻然返回。

护士丙忙于接收手术返回患者,未到病房做解释、安抚。

至14:00,29床责任护士上班,护士丙向责任护士简单说了中午发生的事,才知发生重复采血未遂,由责任护士出面向患者解释,未获得患者理解。患者向护士长投诉。

二、案例思考

(一)风险点

1. 医嘱执行、查对不严。

(1)医生开出医嘱,主班处理电脑打印采血条码,未贴好试管,直接将检验条码交给责班护士。

(2)上午医嘱变更审核复核时间11:30,只核对了电脑,未同步查看协同资料(护嘱本、条码盒子等)。

(3)医嘱执行信息系统具有对已采血的条码不显示功能,在(二次)采血前未用PDA扫码核对。

2. 风险动作。

（1）责班护士忙碌中未有效处理采血医嘱，手持采血条码在各工作区域跑动。

（2）护士乙捡到采血条码后到护士站向主班老师喊了一声，但是未实际确认对接（未跟主班或者责任组老师具体核查到位）就把条码放进了主班电脑旁的（条码）盒子。

（3）护士丙看见（条码）盒子中的采血条码，对非本人当值时段的医嘱条码未经电脑、当事人询证核对，就盲目对学生下达采血指令。

3. 学生带教不规范。

（1）对学生下达采血指令前，未严格地将医嘱执行（标本采集）流程再现。

（2）未向学生介绍患者为什么采血，采什么血。

（3）让学生单独进入病房，远离老师带教视野，独立进行采血操作。

4. 沟通问题。

（1）（二次）采血操作前未向患者介绍采哪几项血，未向患者解释采这几项血的目的。

（2）对患者疑问逃避不决，带教老师未适时出面，未帮助学生解释和解决患者提出的疑问，其中虽有接待其他手术患者的需要，但自 13:30 接待手术患者至 14:00 责任护士上班，有 30min 时间差，让患者不满情绪持续发酵累积。

（3）处理患者抱怨角色承担不当：中午当值护士丙（主管护师，工作 11 年），未积极对待患者抱怨，让非事发当天责任护士（工作 1 年）出面跟患者解释，让患者质疑护理人员的担当和责任，质疑医院管理质量，增加不信任感。

（二）正确做法

1. 差错未遂事件改进要点。

（1）首先针对抽血医嘱，应该严格按照医院的规章制度，做好主班和责班的双人核对，主班贴好试管，责班核对以后再去执行医嘱,操作过程中应该做好患者的核对解释工作。

(2)做好各时段医嘱变更审核复核工作,核对电脑医嘱,同步查看协同资料(护嘱本、条码盒子等)。

(3)在各时段交接班时,交班者应该对自己班内的医嘱进行复核,包括护嘱本、采血框内化验单和检查单等,都须核对一遍,对遗留下来的治疗和检查进行交接;接班者及时关注护嘱本,做到不漏做,不多做。

(4)带教老师认真履行带教职责,"规范带教,放手不放眼"。实习生应该在带教老师的监督下进行规范操作。

(5)"勿好心办坏事",具体事情进一步落实到责任人。发现问题,跟踪医嘱,跟当事主班和责班及时确认。对非当值医嘱或条码等需电脑核对,跟当事人询证核实。

(6)对患者进行任何护理操作,都需解释,告知项目名称及原因。

(7)在忙碌的工作中,要按规程执行,忙而不乱,保证质量。

(8)所有操作按规范流程执行 PDA 扫码核对。

2. 患者抱怨投诉事件处理。

(1)对患者有疑问的医嘱,应该再次进行医嘱核对确认,无论还需不需要执行都应该向患者做好解释工作,解释还要抽或者不要抽的原因。

(2)对学生引起的患者抱怨,带教老师先自己勇敢去面对、解决,让患者感觉我们有认识错误、解决问题的态度。

(3)处理患者抱怨时一般先事发当值护士积极当面致歉,然后是已有接触感情的责任护士、责任组长出面安抚,护士长圆场解决。

(4)倾听与安抚:要冷静有效地听取患者的抱怨,倾听抱怨内容;安抚时,配合肢体接触拉近与患者的距离,尽快平息患者情绪。

(5)根据患者抱怨的内容及患者目前情绪的变化,可通过监测生命体征对患者目前的身体进行评估,既体现对患者的关心,又可以分散其注意力。

（6）事件发生后,安抚道歉时我们应该放低姿态,示弱,承认自己错误,真诚地与患者沟通。道歉要有道歉的态度,让患者感受到我们道歉的诚意。

（7）根据事情原委,分析患者投诉的真实原因,从患者的诉求中理清解决问题的突破口,及时反馈处理意见。

（8）对于任何患者的抱怨要早期进行干预,尤其是"较真型"的老年人,要尊重他/她的想法和观点,让事件在萌芽状态予以处理,效果事半功倍。

（三）注意事项

1. 严格按照护理操作规范进行各项护理操作。

2. 带教老师履行带教老师职责,严格带教,放手不放眼。

3. 及时审核、复核医嘱,未完成的事情做好交接。

4. 平时加强工作责任心,加强护患沟通,护患之间的有效沟通是确立良好护患关系的前提,也是护士工作顺利进行的基础,更是减少护患纠纷的重要手段。

5. 避免护理投诉事件发生,重在预防抱怨的发生,洞察抱怨苗头,防患于未然。

6. 发生投诉事件后,积极早期面对处理。按流程去了解、核实、解释、沟通、处理、反馈投诉人。

● 参考文献

[1] 侯丽. 浅析护理肢体语言在护患沟通中的应用[J]. 吉林医学,2015,34(10):1982-1983.

[2] 黄月红,黄丽飞,赖顺凯. 护理纠纷原因分析与防范对策[J]. 护理实践与研究,2013,10(24):85-87.

[3] 谭晓娟. 探讨老年病房护患间有效沟通技巧[J]. 中国社区医师,2015,31(15):161-162.

[4] 敬碧珍. 老年病科护患纠纷原因分析及防范[J]. 世界最新

医学信息文摘(连续型电子期刊),2015,(52):112.

[5] 郭思明.再谈临床护理带教存在的问题与对策[J].科教文汇,2016,(17):71-72.

[6] 孔竟,张凤琴.临床护理带教老师存在问题的调查分析[J].实用临床护理学电子杂志,2017,2(1):14-17.

[7] 徐世珍.护理纠纷的成因及防范措施[J].医疗装备,2016,29(4):172-173.

（杨爱玲、朱飞虹）

案例 15：病情观察不到位护理风险

一、案例经过

患者吴某，男，64 岁，骑电瓶车摔倒致双侧胸痛 5 天，胸部＋腹部 CT 检查示：①双肺渗出炎症，双侧胸腔积液；②双侧多发肋骨骨折；③肝硬化，腹腔积液。为进一步治疗于 2020 年 4 月 8 日门诊拟"双侧肋骨骨折"收治入院。入院时患者神志清，精神软，偶有胸闷气促不适，双侧胸部活动时钝痛（评分 2 分），体温 36.9℃，呼吸 18 次/min，心率 72 次/min，血压 118/69mmHg，血氧饱和度 98%，Barthel 评分 75 分，局部可见少许皮肤瘀斑，右侧腹部明显。入院后医嘱予Ⅱ级护理，软食，心电监护，持续吸氧 3L/min，测血压（每隔 6h 一次），抗炎、止痛、护胃对症治疗，并予雾化吸入（bid）。患者既往手术史：右侧大隐静脉高位结扎＋剥脱＋腔内激光成形＋硬化剂注射术。

4 月 9 日，血常规化验报告：血小板计数 63×10^9/L。医嘱予申请血小板 10U。由于未达到输血指标，被血库拒绝。

4 月 10 日，大生化系列报告：白蛋白 28.8 g/L，天冬氨酸氨基转移酶 151IU/L，丙氨酸氨基转氨酶 103IU/L。17：00，医嘱予护肝治疗。

23：00，测血压（75/50mmHg），无特殊不适，病情早期预警（MEW）评分 2 分。向医生汇报后医嘱继续观察。

4 月 11 日 5：00，血压 90/55mmHg，之后血压维持在（91～121）/（57～74）mmHg。

4 月 12 日 11：00，患者自诉大便后纸上有血，腹膨隆，移动性浊音阳性。请肛肠科会诊，并观察患者大便颜色情况。早上急诊血报告结果如下,血常规:红细胞计数 $1.52×10^{12}$/L,血红蛋白 55g/L,红细胞压积 16.6%,血小板计数 $54×10^9$/L。急诊肝功能:直接胆红素 13.6μmol/L,总蛋白 47.2g/L,白蛋白 24.6g/L,白球比 1.09。急诊肾功能:肌酐 133.8μmol/L,尿素 16.74mmol/L。血电解质:氯 115.30 mmol/L,二氧化碳结合力 19.6mmol/L,钙 1.72mmol/L。C 反应蛋白:超敏 C 反应蛋白 37.98mg/L。医护均未查看报告结果。

4 月 13 日,医嘱予白蛋白对症治疗。责任护士书写护理记录时从检验报告处导入血白蛋白检查结果。颅脑 CT 平扫报告:①左侧顶枕叶交界区略高密度结节,目前血肿考虑;②两侧半卵圆区、额顶叶皮层下白质多发缺血梗死灶。神经外科会诊建议:①病情允许情况下给予注射用血凝酶、酚磺乙胺等止血治疗;②严密观察患者神志及肢体活动情况,如有异常,及时复查头颅 CT;③如有神经系统相关病情变化,再联系。主管医生未采纳会诊建议。

14:00,肛肠外科会诊。肛门指检:进指 7cm 未及明显肿块,指套退出后无染血。便血待查:凝血功能障碍? 内痔? 肠炎? 目前暂观察,可予地奥司明片 2 片口服(bid),必要时予肠镜检查。当时主管医生正在手术。

15:30,主管医生手术结束,责任护士告知会诊情况。患者精神好,生命体征平稳,活动自如。胸部疼痛 NRS 评分为 1 分。医嘱:停心电监护,改测血压(bid)。

4 月 14 日 10:00,患者腹部膨隆,移动性浊音阳性。2020 年 4 月 13 日(腹腔)B 超示:大量腹水。医嘱临时再予补充白蛋白针 10g。

16:30,患者因腹部膨隆,移动性浊音阳性,血小板水平低,肝功能异常,不建议行手术治疗,需肝病科进一步治疗。主管医生日间已联系肝科,告知第 2 天才有床位,当日没有床位。暂继续于我科治疗。

21:15,家属告知夜班护士,患者左侧腹痛,腹泻 2 次,想用止泻药。NRS 评分 3 分。医嘱予蒙脱石散 6g 口服,观察患者腹泻情况。

22：03，诉左侧腹痛未见好转。NRS 评分 4 分，无腹泻（护士评估患者腹泻情况时了解到 21：15 患者去厕所 2 次，但均未解便，是患者家属以为患者腹泻来要求使用止泻药），腹部膨隆明显，腹肌紧张。向医生汇报，医嘱予盐酸消旋山莨菪碱注射液 10mg（肌肉注射）。

22：33，腹痛较前缓解。NRS 评分为 2 分。

23：03，患者仍诉左侧腹痛，且有加重。NRS 评分 3 分。值班医生陪同下急行腹部 CT。结果显示：①脾脏增大伴密度不均匀增高，结合病史，脾脏挫伤考虑，建议必要时增强检查；腹盆腔大量积液，少许积血；②肝硬化、肝内低密度灶；③胆囊管小结石，胆总管下段小结石；④右侧肾上腺钙化。请普外科急会诊，当时会诊医生正在手术台上行急诊手术，通知同组的下级医生过来会诊。

23：32，普外科医生到达病房，患者仍诉左侧腹痛，程度同前。NRS 评分 4 分。会诊医生由于无会诊资质，故未书写会诊记录，仅口头告知：考虑由肝硬化导致的腹水程度较前严重，左侧腹痛为腹水胀痛引起，予曲马多注射液 100mg（肌肉注射），观察患者腹痛情况。值班医生按会诊建议执行。

4 月 15 日 0：02，左侧腹部胀痛较前缓解。NRS 评分 2 分。

0：50，患者诉左侧腹痛。NRS 评分 4 分，予曲马多注射液 100mg（肌肉注射）。

1：20，患者腹痛较前明显缓解。

7：38，患者神志清，血压 115/84mmHg，心率 91 次/min，血氧饱和度 98％。

9：00，床边交接班，发现患者不在病房，患者物品也已不在。隔壁床患者说，该患者已至肝科就诊。询问主管医生后得知是主管医生已联系好肝科医生，故让患者赶紧至肝科进一步治疗。

○ 二、案例思考

(一)风险点

1. 病情观察不到位、不及时。

(1)患者拟"双侧肋骨骨折"入院,对于胸外科而言属于常见疾病。但由于患者入院诊断中除了肋骨骨折外还有肝硬化、腹腔积液,且骨折是外伤导致,所以除了反常呼吸等肋骨骨折的相关护理观察外,还需要时刻关注外伤可能导致腹腔脏器的挫伤或破裂的可能以及相应检验检查和体检结果,如血常规中血红蛋白的变化及腹部体征的变化情况。该案例中大多数时候,医护仅观察了肋骨骨折的相关体征,而忽略了患者整体情况的观察,存在风险。

(2)对于4月12日患者急查的血常规及血生化检验,主管医生由于一天都在手术,一直未查看检查结果;当日责任护士也未查看检验结果,在书写病历时仅关注了治疗相关的数据,未查看其他数据结果(输白蛋白时仅看了白蛋白指标,而当时患者的血色素已经很低了)。

(3)4月14日21:15,家属告知夜班护士,患者左侧腹痛,腹泻两次,想用止泻药。当班护士未及时询问患者具体情况(如腹泻次数、大便性状、伴随症状、腹痛时的腹部体征等),而仅仅听信家属的告知,评估了患者的疼痛评分后就汇报医生,导致医生误判断为患者确实是腹泻引起的腹痛。

(4)本案例中对疼痛的描述仅止于左侧腹痛,未提及疼痛程度变化以及腹部体检的相关情况。

(5)值班医生在听到护士汇报后未亲自到病房进行查看及问诊,缺少病情观察需要的详细资料,以致不能及时正确地进行治疗和处理。

2. 会诊制度执行不严。

(1)夜间急会诊,有会诊资质的医生正在进行急诊手术,下级医生会诊后，未书写会诊记录，仅仅口头告知，而本应来会诊的医生后续也未来查看及跟进。

（2）无会诊资质的医生前来会诊，病房当班医生护士看到这种情况未联系二线值班医生，也没有拒绝无资质的医生进行会诊，存在风险。

3. 出院流程执行不规范。出院当日，患者已离开医院，而夜班护士及日班接班护士均不知晓。问询主管医生后才得知是主管医生已联系好肝科医生，故让患者赶紧出院到肝科进一步治疗，存在安全隐患。

4. 不明原因腹痛使用止痛药物，责任护士未提出疑问，盲目执行错误医嘱，存在掩盖真实病情的风险。

（二）正确做法

1. 虽然临床科室是按照不同系统进行的分类，但作为患者，他是个整体。不能仅观察本科室相关的疾病和症状，而忽略了患者的整体情况。该患者入院前的 CT 报告示：①双肺渗出炎症，双侧胸腔积液；②双侧多发肋骨骨折；③肝硬化，腹腔积液。说明该患者除了有肋骨骨折外还存在肝硬化，腹腔积液的情况，所以对该患者的治疗护理除了胸外科相关的专科观察护理外还需要普外科的相关观察护理。作为临床护士需要根据患者病情和腹痛变化情况及时进行腹部体检，及时了解患者有无腹腔脏器破裂出血等情况。

2. 当患者家属告知护士患者有不适时，作为责任护士应立即前往病房查看患者，同时对患者进行询问，以了解患者真实的情况，在询问的过程中对患者病情进行整体评估，进行系统的护理体检，以获得充分的临床信息汇报医生。

3. 患者的辅助检查对于患者疾病诊断以及病情观察尤为重要。该患者急查血常规和血生化报告，说明这两个检查对于患者当时的病情变化非常重要。护士应了解辅助检查的意义及重要性。

4. 作为临床护士，并不仅仅是打针、发药而已，而是需要参与到患者的整个治疗护理过程,了解患者进行检查的原因与目的,知晓患者的治疗方案及治疗计划,为患者提供整体护理。故对于辅助检查的检查结果,也需要随时进行关注。

5. 患者入院诊断为肋骨骨折,但住院期间出现不明原因的腹痛,医嘱予止痛药物使用。为防止掩盖病情,对于不明原因的腹痛,止痛药物是禁止使用的。作为责任护士或当班护士,看到此条医嘱应及时与开嘱医生沟通,提出异议,这也是参与患者治疗的一种方式。

6. 医院夜间急会诊有相应要求及流程。

(1)夜间住院患者的急会诊由请求会诊科室值班医生通知二线会诊医生,会诊由二线医生负责。遇到特别紧急的急会诊,尤其是危及患者生命时,当班医生在积极处理的同时,必须汇报本科室上级医生。

(2)二线医生接到会诊邀请后 10min 内前往会诊;严禁未查看患者而直接电话会诊。

(3)在二线值班医生难以处理,急需其他专科进一步协助诊治的急、危、重症患者,由二线医生联系总值班协调邀请三线会诊医生进一步处置。

(4)二线值班医生因特殊情况(外出、手术等)需要临时换班,必须由副主任以上资质的医生替代。

7. 如护士发现有任何不符合会诊流程要求的地方需及时提醒医生更正,必要时可联系三线值班医生进行急会诊。该案例中普外科来会诊的医生当时在手术台上,到病房会诊的医生其实没有相应资质。虽然与会诊医生(当时在手术)有电话沟通,但由于不是有资质的会诊医生亲自查看患者,可能导致患者的病情延误。故遇到这种情况,需要联系三线医生会诊或启动 RRT,由 ICU 的医生过来进行会诊更加合适。

(三)注意事项

现今跨科收治患者的情况时有发生,该案例虽然不算跨科收治,但患者存在跨科疾病,故临床护士在掌握专科知识的同时需要知晓相关疾病的护理知识,以能及时应对患者日常护理。

1.临床护士除了需要掌握专科知识之外还需要具备风险预见性能力,只有正确识别、判断、分析患者的病情变化,才能及早汇报医生,提前干预并采取措施。

2.医疗护理针对的是生命,作为医护人员而言,各项规章制度不是摆设,那是必须严格遵守的内容,只有这样才能避免不必要的失误发生,才能降低风险,保证患者安全。

● 参考文献

[1] 刘芋兵,卢阳阳,林翔翔.预见性护理在急诊科严重性创伤患者护理中的效果分析[J].中国急救医学,2017,37(z2):188-189.

[2] 曹延玲.低年资护士护理安全隐患分析及管理策略[J].饮食保健,2018,5(52):176.

[3] 陈华,刘英.肝硬化患者外伤后并发皮下巨大血肿的急救与护理[J].世界临床医学,2016,10(3):1,3.

[4] 马亮亮,刘柯君,曹莹,等.校正改良早期预警评分与标准化沟通在多发伤患者病情评估中的应用[J].齐鲁护理杂志,2019,25(21):131-133.

（黄淑群、郁婷婷）

案例 16：气切套管拔管护理风险

患者萧某某，男，48岁，因头面部、全身大面积烧伤于2020年11月17日1:36收住入院，急诊行气管切开术，术后患者情绪稳定，配合治疗。11月19日6:38，患者突发烦躁不安，自行坐起，劝阻无效，当班护士通知医生。医生到达后予以安慰劝解，检查患者呼吸情况，患者情绪转稳，仍坐于床上拒绝平卧，当班护士留在患者床旁看护患者。

7:18，患者突发谵妄，欲拔气切套管，护士立即阻止，抓握患者双手阻止拔管，同时劝解患者并呼叫他人通知值班医生。但由于力量不敌患者，僵持片刻，气切套管被拔除。医生到场予请五官科急会诊，床边紧急重新置入气切套管。

8:20早上，查房后医嘱予约束具使用，安定注射液静注，冬眠合剂滴注。神经内科会诊后考虑酒精戒断症状，予安定注射液微泵维持，口服奥氮平。下午，患者在冬眠合剂和安定注射液维持下仍感烦躁，医嘱予康宁医院会诊，建议可加用氟哌啶醇等。

患者情绪仍有波动，20:30加用芬太尼＋咪达唑仑注射液（力月西）微泵维持后，患者维持镇静。

二、案例思考

(一)风险点

1. 患者入院评估时有饮白酒史 20 多年，未问清饮酒量即行紧急气管切开，而陪同家属对其具体饮酒量不详。此时医护人员缺乏预见性及安全隐患意识，未考虑到患者发生酒精戒断综合征的可能性，尤其是长年饮酒的患者。

2. 对患者及其家属的宣教不到位，大面积烧伤患者未常规备用约束用具，未常规加强床栏防护，躁动坐起时有跌倒/坠床的风险。

3. 患者 6:38 突发烦躁后，在医生劝解下患者虽拒绝平卧，但情绪趋于稳定，此时未及时应用约束具及镇静药，未预判到有再次突发谵妄的可能性。

4. 气切套管的系带固定是否足够牢固，气囊压力是否正常，患者气管切开时间短，窦道尚未形成，套管被拔出后未给予对症鼻导管吸氧。

5. 大面积烧伤患者未行镇痛镇静治疗，疼痛引起的焦虑和躁动也是非计划性拔管的主要原因之一。

6. 应用镇静药物后护士未追踪进行镇静评分。当镇静效果不佳，患者仍烦躁时，未及时进行针对性的调整，直到晚上患者才安静下来，期间存在较大安全隐患。（烧伤隔离病房无家属陪护）

(二)正确做法

1. 患者入院评估时病史询问须详细、具体，不遗漏任何细节，尤其针对有长期饮酒史的病患，不排除发生酒精戒断综合征的可能性，医护及时沟通，尽早干预。

2. 大面积烧伤患者入院宣教，家属常规买约束带备用，加强床边床栏防护，必要时采用约束具约束，做好跌倒/坠床宣教。

3. 定时查看气切套管系带松紧度、牢固度，以系带和皮肤之间刚能伸进一指为宜，检查气囊压力（保持在 25cmH$_2$O）。

4. 应用镇静药物后要密切观察患者的意识状态，评估镇静程度，根据镇静评分随时调整镇静方案，以达到最佳治疗效果。

5. 在大面积烧伤休克期，疼痛可引起机体的应激反应及焦虑、烦躁等精神症状，早期采取适当的镇静镇痛可以有效减轻患者的疼痛，控制躁动，缓解焦虑情绪。

（三）注意事项

1. 对有长期大量饮酒史的患者，护理人员应跟医生做好沟通，关注患者的精神、躯体症状，发现问题，尽早干预，避免造成严重的伤害。

2. 酒精戒断综合征是指酒精依赖者突然停止或减少饮酒量时出现的一种急性发作的临床综合征，其特征是整体意识处于混乱状态，感觉异常，自主神经或中枢神经系统受到影响，有全身症状表现。多发生在持续大量饮酒 10～15 年以上，年龄在 30 岁以上的酒精依赖者，由于戒酒或因躯体、精神病症而减酒或断酒后 1～4 天，多则数日，突然精神状态变化。戒断性谵妄的危险因素包括以下几点：①长期饮酒史；②既往有谵妄史；③年龄大于 30 岁；④存在其他疾病；⑤戒酒后体内仍有较高酒精浓度；⑥酒精戒断时间越长，越容易患戒断性谵妄；⑦癫痫发作次数，发热及收缩压大于 150mmHg；⑧居住条件，如乡村医疗条件差，耽误治疗。

3. 重症患者的镇痛镇静治疗已成为国内外重症医学界采用的重要治疗措施之一，形成了许多指南与共识。重症烧伤作为一种特殊、复杂的创伤性疾病，救治过程中的镇痛镇静更为重要。

4. 非计划性拔管危险因素包括以下几个方面。

（1）患者方面因素：躁动与意识不清、患者感受及适应能力。

（2）医护方面因素：未采取适当有效的肢体约束，未及时持续使用镇静剂，医疗护理操作中有疏忽。

（3）导管方面因素：导管固定不当，导管选择不当，气囊充气不足或气囊破裂,护士的知识、经验不足,巡视不及时等。

5. 非计划性拔管容易造成组织器官损伤,延长住院日,增加患者的经济负担,甚至危及患者生命安全。应用约束带前与患者及其家属签订约束带知情同意书,告知其使用的必要性及相关知识,取得理解和配合;使用期间,加强观察约束肢体的感觉、运动、血液循环状况及皮肤色泽和温度,加强护患沟通和适当镇静对减少护理不良事件有重要作用。

● 参考文献

[1]李如兵,陈茜,张红艳,等.重症烧伤患者休克期镇痛镇静治疗安全性及疗效观察[J].中华烧伤杂志,2018,34(4):197-202.

[2]穆朝娟,原伟.酒精戒断性震颤谵妄患者的危险因素分析[J].中国药物滥用防治杂志,2017,23(4):199-201.

[3]何赞芳,刘闰凤.过程控制在ICU预防气管切开术后非计划性拔管护理中的应用[J].当代护士(专科版),2015,(7):122-124.

[4]董志霞,陆伦根.酒精戒断综合征的机制、临床特点及治疗进展[J].现代医药卫生,2017,33(1):12-14.

[5]湛三成,周建伟.约束带在重症躁动患者中的应用及护理[J].实用医技杂志,2015,22(6):673-674.

（林洁君、严洁琼）

案例17：胸管堵管护理风险

患者李某，男，77岁，1年前于当地医院行胸部CT发现右肺占位性病变，伴少量咳嗽、咳痰，多为白色黏痰，偶见黄色脓痰，予以抗感染治疗后，咳嗽咳痰症状缓解，后未进一步就诊。2020年8月5日，胸部CT平扫提示：①右肺多发结节、占位，肿瘤性可能大；②两肺散在异常密度增高影，慢性炎症考虑，VP-RADS1类。为求进一步治疗，于8月9日门诊以"右肺占位性病变"收入院。既往有高血压病史3年，目前服用硝苯地平缓释片10mg（qm）＋及厄贝沙坦片0.075g（qm）。无吸烟史。患者入院时精神好，情绪稳定，自诉有咳嗽咳痰现象，能自行咳出少量白色黏痰，无胸闷气促不适。Barthel评分100分，跌倒危险因素评分2分，Braden评分23分，营养评分1分。

入院后完善各项辅助检查，于8月10日在全麻下行单孔胸腔镜下右肺上叶切除＋淋巴结清扫术。术中冰冻切片示：右肺上叶浸润性腺癌。14:45，术后返回病房，带回右侧胸腔上下两根胸管，右侧颈内静脉置管一根（接患者自控镇痛泵），留置导尿管一根。右侧上胸管为28F硅胶管，置于右侧第4肋间腋前线，接胸腔闭式引流单瓶，引流出少量血性液体，水柱明显，咳嗽时胸瓶内有气泡逸出；下胸管为艾贝尔中心静脉导管作引流导管，置于腋后线第8肋间，接普通引流袋，无明显液体流出。术后诊断：①右肺上叶浸润性腺癌；②高血压。术后医嘱予I级护理，禁食，鼻导管吸氧3L/min，心电监护，抗炎止痛祛痰等治疗。

术后至 17:00,上胸管引流出淡血性液体约 100mL,下胸管无明显液体引流出。

19:00,下胸管引流少量淡血性液体约 10mL,同时有气体逸出,医嘱将引流袋更换成胸腔闭式引流单瓶。

20:00,患者右侧胸部出现皮下气肿,汇报医生。

21:00,患者双侧面颈部、胸部均出现广泛皮下气肿,医嘱胸部用胸带加压包扎。

23:00,患者出现两眼睁眼困难;下胸管又引流出淡血性液体约 25mL,水柱波动存在,咳嗽有气泡逸出;上胸管无明显液体引流出,无明显水柱波动,咳嗽无气泡。

8 月 11 日 7:00,患者双侧面颈部、胸部皮下气肿明显,双眼睁眼困难;下胸管又引流出淡血性液体 75mL,水柱波动存在,咳嗽有气泡逸出;上胸管无明显液体引流出,无明显水柱波动,咳嗽无气泡。

9:00,医生查房后更换上胸管胸腔闭式引流瓶,改为三腔胸瓶接低负压持续吸引,更换时发现胸管接口处有约 2cm×3cm 条索状暗红色组织堵塞引流管。

至 17:00,患者上胸管共引流出淡血性液体约 180mL,下胸管引流出淡血性液体约 20mL,水柱波动均明显,咳嗽时均有气泡逸出。

8 月 14 日,患者面颈部、胸部皮下气肿明显消退,无胸闷气促;患者上胸管引流出淡黄色液体(24h 约 150mL),水柱波动不明显。医嘱予拔除上胸管一根。

8 月 15 日,胸片示:右肺部分切除术后改变,右肺多发渗出性改变,较前稍吸收;右侧少量胸腔积液;两侧颈根部及胸壁皮下多发积气,较前明显减少。

8 月 16 日,患者拔除下胸管一根,并出院。

二、案例思考

(一)风险点

1. 术前准备不完善，该患者入院时自诉有咳嗽咳痰现象，自行咳出少量白色黏痰，术前未做雾化吸入等呼吸道准备。

2. 胸腔闭式引流管属于高危导管，需至少每隔 4h 评估一次，评估内容为置管部位、深度、固定情况、是否通畅、引流液情况等。如有异常情况随时评估。而夜班护士评估胸管不到位，未能观察到胸管是否通畅，有无扭曲、堵管等现象，未观察胸管置管深度，有无出现胸管滑脱、侧孔外露，导致出现皮下气肿现象。

3. 交接班不到位。前后夜班护士交接班流于形式，未按床边交接制度执行。接班者观察不仔细，针对该患者前夜班 7h 内上胸管无明显液体引流出，无明显水柱波动，下胸管引流出淡血性液体约 35mL，水柱波动存在，咳嗽有气泡逸出这一病情变化，未提出任何异议。

4. 护士长排班不合理，前后夜班护士的专科知识均不够扎实，护理水平有待提高。患者术后当天胸管无明显液体引流出，无明显水柱波动，前后夜班护士均未能意识到可能发生堵管，未能及时处理，导致患者病情进一步发展。如果排班时按老少搭班，能力强的和能力弱的搭班，这样可能会避免类似的事件发生。

5. 针对该患者病情变化，观察及护理措施不到位。

(1)针对患者上胸管无明显液体引流出，无水柱动，未查明原因，未进行挤压或更换胸瓶。

(2)患者双侧面颈部、胸部均出现明显的皮下气肿，双眼睁眼困难。严重的皮下气肿会压迫患者胸壁、颈部气管，使患者无法自主呼吸，威胁患者的生命。而当班护士未仔细观察有无胸闷气促现象，患者呼吸、氧饱和度情况均未提及。

(3)患者出现严重皮下气肿，护士未为患者调整体位，改善患者呼吸情况。

（4）患者出现严重皮下气肿，医嘱胸部用胸带加压包扎。每班护士是否有观察胸带的松紧程度？包扎过紧会影响患者呼吸，导致患者呼吸困难。

6. 发生严重皮下气肿，双眼睁眼困难，患者会出现焦虑、恐惧等不良情绪，护士未予关注，未予安慰。

7. 护士未对患者进行针对性的宣教，未告知患者出现皮下气肿后有哪些注意事项，患者及其家属对疾病发展认识不够而处理不当，导致病情进一步发展。

8. 患者出现严重皮下气肿后，处理不到位，仅予胸带加压包扎，未予床边胸片检查，未予进一步处理。

（二）正确做法

1. 老年肺癌患者体质欠佳，各脏器功能处于相对低的水平，且患有呼吸系统慢性疾病，肺和胸廓的顺应性下降，肺通气功能减退，故术后发生肺不张、肺部感染等并发症的风险明显增加。患者术前需加强肺功能储备，提高手术耐受力，从而减少术后并发症，促进术后的恢复。术前准备包括：①术前训练呼吸功能；②有效咳嗽排痰训练；③雾化吸入，湿化气道，祛除痰液。

2. 根据医院的管道管理制度，胸腔闭式引流管属于高危导管。除了做好高危导管红色标识外，护士需至少每隔 4h 评估一次，有情况随时评估。准确评估并记录胸管置管部位、深度、固定情况、是否通畅，以及引流液颜色、量、性状。妥善放置引流瓶及引流袋，使其低于引流口 60～100cm，以保持引流管通畅、密闭。注意观察患者的引流管有无脱出、扭曲、受压等情况。密切观察胸瓶中水柱的波动。若水柱波动过高，则表明患者可能存在肺不张；若水柱无波动，则表示引流管不畅或肺组织已完全扩张。

3. 如出现以下情况应立即挤压胸管：①患者深呼吸、有效咳嗽后仍无水柱波动；②引流管中出现条索状物且无水柱波动；③出血患者引流液突然减少；④患者出现胸闷不适、气管偏移健侧；⑤其他任何怀疑引流管堵塞的情况。

4. 认真落实床边交接班制度。交接时密切观察患者生命体征、神志、情绪变化，查看患者输液情况（药物、速度、管路连接、输液穿刺部位等），各种引流管置管深度、固定情况及引流液情况（量、色、性状），并查看切口敷料及皮肤情况，避免交班流于形式。对异常情况，及时提出异议。

5. 患者术后突然双侧面颈部及胸部出现明显的皮下气肿，双眼睁眼困难，不但身体痛苦，心里也感到焦虑及恐惧不安。护理人员需要高度的责任心，耐心疏导患者，首先说明皮下气肿可以消散，其次指导患者出现皮下气肿时的注意事项，协助患者呈半卧位（摇高床头 30°～45°）。避免剧烈咳嗽、拍背、用力屏气、大幅度活动等，防止气体外渗加重。

6. 氧疗不仅能改善缺氧状态，还能加快皮下气体的吸收。遵医嘱给予 3L/min 氧气持续吸入，告知患者用氧目的及注意事项，以取得患者配合。

7. 密切观察病情变化，动态监测患者的心率、呼吸、氧饱和度，有无胸闷、气促、呼吸困难现象。胸带加压包扎不宜过紧，以免影响呼吸。

8. 观察患者皮下气肿处皮肤的颜色、温度、气肿范围，可用笔标记患者皮下气肿范围，每隔 2～4h 观察 1 次。患者眼部出现气肿，可以眉心作为起始点，将患者眼部下方的气体逐渐挤压向两侧，确保患者能够正常视物；用手掌从患者的肢体远端向引流口方向挤压空气，以减轻皮下气肿症状。

9. 由于单腔闭式引流瓶没有负压装置，无法持续负压吸引，患者胸腔内的积气、积液引流不够彻底。患者出现严重皮下气肿现象时，应立即予床边胸片检查，改接三腔型胸瓶，并持续负压吸引。根据患者情况通过负压表调节负压（5～12cmH$_2$O），使调压腔内只发出稳定的、轻柔的气泡声。保持引流瓶的负压状态，有助于气体排出。应随时询问患者有无胸闷、气促等不适反应。

10. 护士长正确评估各位护士的专科护理能力，合理排班，实行老少搭班，高年资与低年资搭班，能力强的和能力弱的搭班，以便工作中查漏补缺，避免护理不良事件的发生。

(三)注意事项

1. 加强导管的管理，正确处理导管的异常情况。
2. 认真落实床边交接班制度，而不是流于形式。
3. 密切观察患者病情变化，发现异常及时处理。
4. 合理排班，加强专科护理能力的培训。

● 参考文献

[1] 石娇,肖英,蒋敏,等.胸部创伤致大面积皮下气肿护理体会及效果分析[J].健康医学,2020,6(5):187-188.

[2] 张平,黄梅,罗溪.1例老年肺癌患者安置胸腔闭式引流并发大量皮下气肿的原因分析及护理[J].当代护士,2020,27(4):159-160.

[3] 刘佳,刘彧.一例呼吸机依赖者胸腔闭式引流术后大面积皮下气肿的护理[J].中国实用护理杂志,2015,5(31):113.

[4] 赵维.1例肺减容术后反复出现皮下气肿患者的护理体会[J].中日友好医院学报,2017,31(2):127.

[5] 张婷,颡艾燕.胸腔镜肺切除术后皮下气肿的临床护理[J].当代护士,2017,(8):25-26.

[6] 王振军,谢宗涛,鱼海峰,等.70岁及以上肺癌患者胸腔镜围术期应用氨溴索及异丙托溴铵的疗效[J].中华老年医学杂志,2016,35(6):600-603.

[7] 曾小平,罗帆,唐维娟,等.三腔型胸腔引流瓶在肺癌术后患者中运用的效果观察[J].中国现代医学杂志,2015,25(8):73-75.

（宓莹燕、任亚萍）

案例 18：留置导尿护理风险

♦ 一、案例经过

患者储某某，女性，90 岁，因进行性记忆力减退 6 年余，加重 4 年余，于 2020 年 4 月 28 日拟"器质性精神障碍，老年性阴道炎"收住入院。目前患者可简单沟通，有脑器质性精神障碍，对答部分切题，记忆力、计算力、定向力明显下降。患者小便失禁，长期留置导尿管，尿色稍浑浊。住院期间，长期予 0.9% 生理盐水 500mL 冲洗膀胱（每天 1 次）。入院时检查尿常规系列：细菌计数 12.0/μL，潜血＋RBC/μL，尿亚硝酸盐阳性，白细胞＋＋＋WBC/μL。

5 月 18 日 9：00，患者留置尿管时间长，医嘱予更换导尿管，护士在未夹管的情况下放空引流袋尿液，抽尽导尿管气囊内无菌液体，拔除导尿管，无尿液漏出，按压膀胱无膨隆。

9：15，护士按操作标准留置导尿管，消毒尿道口，将尿管插入尿道口 6cm 后见到透明引流管内引流出 5cm（约 2～2.5mL）浑浊性黄色"尿液"，由于之前患者排空膀胱，护士继续插入尿管 2cm，向气囊内注入无菌液体，轻拉导尿管有阻力感。操作过程中患者配合不佳。

10：30，责任护士协助患者更换体位时发现床单上有尿液漏出，透明引流管内仍只有 5cm 浑浊性黄色"尿液"，经检查尿管插入阴道内，立即拔管，重新留置导尿管。

♦ 二、案例思考

(一)风险点

1. 该老年患者生活无法自理、长期住院、久卧病床。医嘱予长期留置导尿管，增加了患者尿路感染的风险。

2. 根据患者入院尿常规检查报告及尿色判断，患者因长期留置导尿管而导致尿路感染，采取的治疗措施为长期予 0.9％生理盐水 500mL 冲洗膀胱（每天 1 次）。对于尿管相关性尿路感染的患者，每日进行膀胱冲洗会导致膀胱黏膜受损，内皮细胞间隙增大，屏障功能下降，尿路内细菌逆流进入血液循环，造成血流感染。该患者医嘱的每日膀胱冲洗并不能缩短尿路感染的时间，反而增加了血流感染风险。

3. 护士对于长期留置导尿管、每日膀胱冲洗等不合理的医嘱未做好监督，未及时向医生提出并采取替代治疗方案。

4. 护士在给患者导尿前排空了膀胱，导致不能通过引流出尿液的量来判断尿管是否留置在尿道内。

5. 护士在导尿前未进行有效的护患沟通，未取得患者的理解和配合，导致患者在导尿操作过程中配合不佳。

6. 护士对尿液相关知识掌握不足，无法判断引流出的 5cm 浑浊性黄色"尿液"是何液体，无法深入地从该"液体"的量、颜色和性状区分是尿液还是阴道分泌物。

7. 缺少对患者巡视及病情观察。导尿结束后 1h，护士才发现尿管误插入阴道内。

8. 护士未掌握老年女性患者尿道口特殊的解剖结构，导致导尿管错插。

(二)正确做法

1. 长期留置导尿管是指患者尿管留置时间超过 28 天。研究

显示,长期留置导尿管的患者导管相关性尿路感染的发生率为
8.6%～67.7%,尿管多留置1天,患者尿路感染的发生率增加
5%。随着留管时间的延长,发生感染明显增多。在护理长期留置
导尿管患者时,应多学科合作,定期评估患者置管指征,如无置管
指征应尽早拔除,必要时采取间歇导尿技术进行排尿过渡。

2. 膀胱冲洗一定程度上可加快膀胱内细菌、尿沉渣和脱落黏
膜的清除,减少由细菌繁殖引发的尿路感染因素。研究对比1次/
天与2次/周的冲洗频率,结果显示,置管后第3天,细菌培养菌落
数差异无统计学意义,但置管后第7、14、21天,两组的细菌培养菌
落数均逐渐升高,且1次/天组升高幅度均高于2次/周组,说明过
于频繁的膀胱冲洗并不能降低尿路感染率。对于长期留置导尿管
的患者,采用2次/周的膀胱冲洗频率相对合理。

3. 严格掌握老年女性患者导尿操作技巧。

(1)膀胱充盈:对于长期留置导尿管的患者,更换导尿管前1～
2h常规夹闭尿管。尿管夹闭后,尿液逐渐充盈膀胱,患者感觉到尿
意,此时膀胱内压增高,膀胱壁牵张感受器受到刺激而兴奋,在此
状态下拔管符合膀胱顺应性,有利于正常排尿反射的建立。同时
也可以通过尿液的量来判断导管是否插入尿道。

(2)患者对留置导尿管的陌生、恐惧感易引起尿道括约肌的痉
挛,导致插管困难。操作前护士应与患者做好沟通,取得患者的知
情同意权,讲解留置尿管的必要性并给予患者心理暗示,帮助患者
树立坚强、乐观的信心,以克服此操作带来的疼痛及不适。

(3)掌握老年女性患者尿道口特殊的解剖结构。正常女性尿
道外口的解剖位置在阴蒂的下方,阴道口的上方。当分开大小阴
唇,充分暴露外阴时,可见其正中位置有一灰白色的小口,呈矢状
位,即尿道外口。阴道是由黏膜和肌肉构成的管道,有很多横纹皱
襞、覆盖弹力纤维,阴道口有环状横纹肌。当女性进入老年期时,
雌激素水平下降导致肌肉、结缔组织趋向萎缩,尿道口回缩,阴道
萎缩,黏膜苍白光滑,阴道口逐渐变小,萎缩的阴道牵拉了回缩的
尿道口,使之陷入了阴道前壁,被称为隐匿性尿道口。

（4）老年女性患者导尿技术改进方法：患者仰卧位，充分暴露会阴部。护士需分清解剖结构。常规消毒外阴后戴无菌手套，一边紧绷会阴部皮肤，一边将阴道前壁向上拉紧，轻轻外翻，即在阴道前壁内口中寻找尿道口。导尿管置入方向不是直进，尿管斜向上约呈 45°角轻轻插入。同时嘱患者深呼吸，勿屏气。导尿管插入尿道口后能迅速导出尿液。

4. 临床上，我们判断导尿是否正确的金标准是有没有尿液流出。但一旦插入阴道内流出少量淡黄色液体也很容易引起误判。我们可以通过以下细节来判断。

（1）尿管插入尿道会有一过性的疼痛，一般的患者都会不由自主地尖叫，而插入阴道不会有这种感觉。

（2）导尿管留置在尿道内，一直会有一种想解小便的感觉。

（3）打完气囊后，习惯性地牵拉导尿管。如果尿管已经插入膀胱内，牵拉至遇到阻力需一段时间；如果气囊在阴道，一牵拉便会遇到阻力。

（4）导尿完毕后要多观察患者尿液的颜色、性状和量，与阴道分泌物正确区分，从而尽早发现问题。

量区分：正常人排尿后膀胱内残留的尿为 5～12mL。老年患者在持续引流、未夹闭尿管的情况下拔除导尿管，由于膀胱排尿的肌肉张力减低，膀胱残余尿量仍有 15～30mL。阴道炎症分泌物储存在阴道后穹窿，储存量一般较少，大约能储存 2～3mL 液体。

颜色和性状区分：正常人尿液略呈微黄液体，尿路感染患者尿色偏浑浊或淡红。正常人阴道分泌物为无色透明状，老年性阴道炎患者为黄水状，重者呈脓性或血性。

5. 护理操作结束后加强对患者的巡视及观察，不能操作完了就结束，必须要观察整理后再离开。

6. 护士严格执行医嘱。

（1）正确的医嘱应认真执行。

（2）对于一些不合理的医嘱，不符合药物代谢动力学及不适合患者治疗，影响患者病情的医嘱，护士不仅要拒绝执行，同时还要发挥好监督作用,确保患者的用药安全及治疗有效。

(三)注意事项

1. 在临床护理工作中,导尿是常规护理技术,只要护理人员按照操作流程进行操作即可。但是遇到一些特殊女患者,尤其是老年女患者,由于其机体老化,各项生理功能、结构发生改变等,往往会遇到用常规导尿方法失败、导尿困难、导尿管误插入阴道等情况。通过认真仔细地观察、辨认、查找,处理好每一个细节,是提高高龄女患者导尿术质量的关键。

2. 护理操作前加强护患沟通,做好解释,提高操作成功率。

3. 工作中要对患者的病情有深入的了解,对医生下达的医嘱应予以综合判断,对于不合理的医嘱应果断向医生提出异议。

◆ 参考文献

[1] 刘玲珍,曹岳蓉,袁瑞芳,等.根本原因分析法在妇产科尿管误入阴道案例中的应用[J].实用临床护理学电子杂志,2017,52:150-151.

[2] 林薇,王海燕.2257例阴道炎的临床分析[J].中国医药指南,2016,12:39-40.

[3] 正月.浅谈留置导尿患者尿路感染的原因分析及预防措施[J].内蒙古中医药,2016,7:98-99.

[4] 王文丽,朱政,彭德珍,等.长期留置导尿管患者导管相关性尿路感染预防护理的最佳证据总结[J].护士进修杂志,2019,16:1473-1477.

[5] 江发英,陈丹凤,林金华,等.常规导尿方法的改进在老年女性患者导尿中的应用[J].福建医药杂志,2019,3:177-178

(周苏苏、鲍郸娜)

案例 19：留置尿管夹闭护理风险

一、案例经过

患者李某，女性，58 岁，因体检发现宫颈病变 27 天，外院体检：人乳头瘤病毒（HPV）16 型、14 中高危型阳性，液基薄层细胞学检查（TCT）未见恶性细胞及上皮内病变细胞，阴道镜下活检病理示（宫颈 3）非角化鳞状细胞癌、（宫颈 6）小块鳞状上皮呈高级别鳞状上皮内病变（HSIL）、（宫颈 12）非角化鳞状细胞癌。妇科检查：宫颈Ⅰ度糜烂，触血（＋）。现为求进一步治疗，于 2020 年 11 月 20 日拟"宫颈恶性肿瘤（非角化鳞状细胞癌）Ib1 期"收住入院。完善各项辅助检查。11 月 23 日，在全麻下行经腹子宫广泛切除＋双侧附件切除＋盆腔淋巴结清扫术。当日 18:30，返回病房，带回左下腹腹腔引流管 1 根，右腹皮下引流管 1 根，留置导尿管 1 根，持续引流；右颈内深静脉置管 1 根，外接 1 路镇痛泵 5mL/h，持续维持。医嘱予Ⅰ级护理、禁食、心电监护、抗炎、补液等对症支持治疗。

11 月 24 日，护士甲（神经内科借调护士，到妇科才 2 周）负责护理该患者，在行会阴护理时发现该患者留置导尿管持续引流，觉得留置导尿管患者应该训练膀胱功能，需要定期夹闭尿管，故告知陪床家属，嘱其定时夹闭导尿管。当时家属提出疑问，说为什么昨天手术回来护士让我们不要夹闭导尿管呢？护士甲未做任何解释，转身忙其他事情去了。

11 月 25 日，护士乙（责任组长）晨交班时发现该患者尿袋里无尿液，查看尿管为夹闭状态，故质问患者家属为什么夹闭导尿管。患者家属当即怒问：不是昨天你们那个护士让我定时夹闭尿管的吗？你们到底怎么回事，一会儿放一会儿夹的，一点都不负责任。护士乙一边开放尿管，一边回道：我们妇科手术后尿管一般都是不夹闭的。解释完后离开病房。

后续：患者家属找到护士长投诉，护士长了解事情原委后第一时间做好道歉、安抚工作，并与管床医生共同到患者床旁，查看患者病情，再次表示歉意，获得患者及其家属的谅解。

二、案例思考

(一)风险点

1. 该患者术后第一天，膀胱功能未完全恢复，如果夹管后患者无自觉尿意，可能导致膀胱过度充盈而引起黏膜充血。尿液在膀胱内的集聚也有增加尿路感染的风险。

2. 手术当日，当班护士对家属的宣教工作是否有效。当护士甲建议家属夹闭尿管时，家属只说前一天的护士不让夹闭尿管，至于什么原因不知晓。

3. 当患者提出疑问时，护士甲未做任何解释工作，也未向其他高年资护士请教，解除患者的疑虑。

4. 未做好床头交接班工作。白班与前夜班、前夜班与后夜班交接班时均未做好所有管路的交接，导致次日白天才发现患者尿管夹闭现象。

5. 当班护士未按患者护理级别巡视病房，没有仔细查看患者病情，查看患者所有管道。

6. 护士乙缺乏与患者及其家属沟通交流技巧，发现问题未向交接班护士提出疑问，却质问患者及其家属，促使矛盾激化升级。

7. 当患者家属意见较大时，护士乙未做出专业的解释，引起患者及其家属对医务人员专业水平的怀疑。

8. 护士乙在发现患者及其家属意见较大时未及时告知管床医生及护士长。

9. 借调护士专科知识掌握不够。妇科是一个比较特殊的科室，专科性强。护士甲是神经内科借调护士，刚到妇科两周，只进行了一轮简单的带教，未经过规范和系统的专科培训，专科知识掌握不够。

10. 管理缺陷：护理人员缺编的情况下，对外调护士带教时间有限，较早独立上岗。

(二)正确做法

1. 护士甲发现患者持续尿管引流，应核查手术方式，确认开始膀胱功能训练的时间，如有不明确的可向其他同事请教，然后再对患者进行膀胱训练宣教，并详尽指导其膀胱训练方法。

2. 当患者家属提出疑问时，应立即询问高年资护士或护士长，确认无误后方可继续执行，并对家属疑问进行详细解释，取得患者及其家属的理解与配合，取得其信任。

3. 严格执行交接班制度，床边交接时除了观察患者病情，还要注意观察管道是否通畅、有无折叠、伤口有无渗血渗液等。

4. 按患者护理级别巡视病房，密切观察患者病情和管道引流情况。

5. 责任组长发现患者尿袋里无尿液，应该私下问交班护士，了解情况后，委婉地告知患者及其家属暂不夹闭尿管的原因。

6. 当患者及其家属表示不满时，护士乙应及时做好解释及安抚工作，将事态范围尽可能缩小。实在解决不了的可汇报护士长，寻求帮助以解决问题。

7. 护士乙事后立即向主管医生汇报，主管医生应及时查看患者病情并做好解释和安慰工作。

8. 目前临床护理岗位出现断档缺人的普遍现象，轮科护士独立顶班前应选派、固定科室内工作能力强、经验丰富、责任心强的带教老师对其进行"一对一"的带教和指导，使其适应本科室工作节奏，熟悉专科工作内容，经过考核评估合格后方可独立顶岗，从而更好地为患者提供优质的护理服务。

（三）注意事项

1. 妇科膀胱功能训练时间需要根据患者的具体疾病、手术时间和术后恢复决定。子宫广泛性切除加盆腔淋巴清扫术为早期宫颈癌的有效治疗方法，由于手术范围大，可能将进出膀胱的副交感神经随同宫旁组织、主韧带及盆腔淋巴一并切除。同时，在进行膀胱、输尿管剥离时，容易引起神经源性膀胱麻痹，导致患者对膀胱充盈的敏感性降低或丧失，自主排尿受到影响，出现尿潴留。该患者术后时间短，功能尚未恢复，还未到训练时间，如果尿潴留，可导致膀胱过度膨胀而发生破裂或永久的逼尿肌损伤。

2. 间歇夹闭尿管没有提高尿管拔除后的自主排尿成功率。有研究发现，膀胱的过度充盈和排空可造成缺血-再灌注损伤，影响膀胱逼尿肌功能，导致自主排尿成功的概率降低，间歇夹闭尿管可加重这一损伤的发生。《美国导管相关尿路感染预防指南2009》指出：围手术期等短期留置导尿的患者拔管前行间歇性夹管，可能存在潜在感染风险。

3. 交接班制度是护理核心制度之一，对于护理工作而言，起着承上启下的作用，直接关系到病情观察的整体性和连续性。护士应严格执行交接班制度。

4. 护士遇到患者有疑问或者投诉时，首先态度一定要友好，微笑对待投诉者，态度千万不能恶劣，也不能强势，更不能忽视或者毫不关心投诉者的诉求。其次避免冲突，认真聆听投诉者的要求，同时避免新的冲突，也避免冲突扩大，尽量大事化小，小事化无。要认真询问投诉者事情的经过，不要打断投诉者描述事件，也不要过多地插嘴，让投诉者有发言、发泄的机会，同时要注意控制好投诉者的情绪。

♦ 参考文献

[1] 刘莉.盆底康复治疗在宫颈癌术后康复护理中的应用研究[J].实用妇科内分泌电子杂志,2016,3(15):190,192.

[2] 张宏,童茜.康复护理对促进宫颈癌根治术患者膀胱功能恢复的影响[J].护理实践与研究,2016,13(3):153-155.

[3] 张艳云,王丽丽,邹焱,等.留置导尿管拔除前间歇夹闭尿管必要性的 Meta 分析[J].中华现代护理杂志,2017,23(8):1147-1148.

[4] 陈彩凤.拔管前夹闭导尿管对短期留置导尿患者影响的系统评价[J].护理与康复,2018,17(6):3-4.

[5] 王富芳,尹香花,王艳.不同训练方式对宫颈癌术后膀胱功能恢复效果影响的研究[J].实用临床医药杂志,2012,24(16):89-90.

[6] 王勍,陶慧娟,周珏榕,等.宫颈癌根治术后尿潴留的原因及预防护理进展[J].当代护士(下旬刊),2016(12):22-24.

[7] 陈警予.宫颈癌根治术后尿潴留的相关因素分析及护理对策[J].询证护理,2017,3(6):650-653.

[8] 李红岩,周丹,高祀龙,等.六西格玛管理法在降低 ICU 护士床旁交接班漏交率中的应用[J].当代护士(中旬刊),2017(5):174-175.

（张飞飞、徐培君）

案例20：带教不严护理风险

患者杜某某，男，76岁，2020年7月10日因肠梗阻收住入院，7月16日行小肠及结肠部分切除＋小肠修补＋肠粘连松解术。

7月18日，医嘱予异丙托溴铵溶液2mL＋布地奈德混悬液2mL＋硫酸特布他林雾化液2mL，雾化吸入，bid。

7月26日，医嘱改乙酰半胱氨酸溶液（富露施）3mL＋布地奈德混悬液2mL＋硫酸特布他林雾化液2mL，雾化吸入，bid。14：00，实习同学准备去做基础护理，在治疗室核对患者雾化吸入药物时，发现该患者的雾化吸入药物乙酰半胱氨酸溶液是玻璃安瓿瓶的，需要用注射器将药物抽吸出来。故在治疗室内，用10mL注射器将雾化药物抽吸后，携带该患者的雾化吸入治疗卡到患者床旁，准备行雾化吸入操作。进行正确身份核对后，问患者是否现在开始做雾化吸入，坐在床尾看手机的患者女儿说，先将雾化药物放在床头柜上，等一会儿自己会给患者做的。于是，实习同学将抽有雾化药物的注射器（无标签）放在了患者的床头柜上，又叮嘱家属说："药放在这里了。"家属随口应答了一声。

14：20，带教老师去巡视病房。发现患者床头柜上有注射器，询问家属，家属说不知道。带教老师以为是中午值班护士落下的封管液，就将注射器扔了。

15：00左右，患者家属要给患者做雾化吸入，发现床头柜上没有雾化的药物。就询问责任护士。责任护士询问实习同学是否给患者做下午的雾化吸入，实习同学回答说，已经发给患者了。但家属和责任护士找遍该患者的床旁和床头柜都没找到。责任护士向护士长汇报。

护士长再次询问实习同学，同学非常肯定地回答已经发给患者，并告知过家属。护士长让实习同学重演了下午做雾化时的情形。带教老师马上找到了原因，床头柜上的注射器被自己当作封管液扔了，立即向药房重新领用一份药物，给患者做上雾化吸入。

二、案例思考

(一)风险点

1. 带教不严。

(1)带教老师违反带教规范，让学生单独进入病房，远离老师带教视野，独立进行护理操作，存在巨大安全隐患。

(2)雾化治疗未及时完成，实习生没有立即反馈给带教老师，带教老师未适时追踪评价学生治疗执行及完成情况。

(3)把雾化吸入归类为基础护理，轻视其本该需要的带教严谨性。

2. 雾化吸入操作未按规范流程进行。

(1)治疗室抽取药液后未标识，未铺无菌盘进入病房。

(2)将无标签注射器抽取的雾化药物放在患者床头柜，留在了病房内。

(3)护理治疗允许家属代执行。

3. 锐器处置不严，已抽取药物的医疗注射器留存在患者身边，存在针刺伤安全隐患。

4. 护士风险防范意识薄弱、应对处理思维简单。

(1)雾化吸入搁置，后续没有确认是否已经完成。

(2)带教老师发现患者床头柜上无标签的注射器药物，未询问学生、责任护士，未查清原因，只依赖询证家属，"以为是中午值班护士落下的封管液，就将注射器扔了"。

（3）封管液无标签、不规范是否已是默认常态？无标识的注射器药物即认为是封管液，工作思维简单、不严谨。

5. 对药物的性质不了解：乙酰半胱氨酸安瓿瓶开启后应立即使用，开启后的药液应放置在冰箱内，24h 内使用。带教老师未和实习生说明，实习生未能告知患者及其家属该雾化药物需及时使用。

6. 实习生和家属沟通时，家属坐在床尾看手机，未进行有效确认。

（二）正确做法

1. 严格落实医嘱执行、查对、交接班和带教等各项制度，遵守操作规程。

（1）带教老师认真履行带教职责，做到"规范带教，放手不放眼"；实习生必须在带教老师的指导下进行规范操作，禁止单独操作。

（2）任何护理操作治疗都应当严格遵守操作规范和流程。事先向患者和家属做好解释，告知项目名称、操作目的及注意事项等。

（3）所有药物使用前都需要打印相应的标签（标签内容包含患者身份，药物名称、用法及剂量等信息），遵循无菌操作原则合理配置存放。已抽取和（或）配置的药品应当贴好相应标签，注明配药时间，在有效时间内使用。在给药时认真核对患者身份，用药过程中注意观察患者有无不适反应，用药后评价药物疗效，并做好护理记录。

（4）严格按医嘱开具的时间给药。如患者及其家属要求延后治疗，应及时了解原因，做好相关沟通工作。如确实需要延后治疗，应将治疗用药带回治疗室，做好交接班。

（5）雾化吸入等护理操作应由有资质的护士执行，不应由家属代做，否则容易引起给药错误，造成护患纠纷。

（6）注射器属于医疗用品，针头属于锐器，应由有资质的医护人员规范使用及处置。

（7）发现患者处有不明药品、物品等，应询问清楚再做处理。

2．有效沟通和反馈。

（1）实习生未完成的操作，及时向带教老师反映，老师适时追踪评价。

（2）与患者及其家属进行沟通时，需要确认落实，保证信息正确理解和接收。

3．护士应了解患者所用药液的相关知识，乙酰半胱氨酸雾化溶液安瓿瓶开启后应立即使用，如果暂时不用应放在 $2\sim8℃$ 冰箱内保存，并在 24h 内使用。

4．上报护理不良事件，在科内进行分析，强调实习生带教制度及规范各项护理操作流程。将事件始末向家属交代清楚，如按时执行医嘱的必要性、重新领用药物的费用等。

（三）注意事项

1．加强带教老师的风险意识和责任心教育，带教老师在护理带教过程中一定要严守规章制度，对实习护生始终坚持"放手不放眼"。在为护生提供操作时间的同时，时刻不能放松对他们的指导监督和帮助。特别是在临床实习的中后期，带教老师容易放松警惕而导致差错事故发生，故应重视这一阶段的带教。

2．护士长加强对带教老师的综合评价，提高带教老师的带教能力。

3．雾化吸入是一项给药治疗项目，临床工作和带教过程中不应把它归类为基础护理。

4．护理操作必须由注册有资质的护理人员执行，不允许家属陪护操作。

5．不管是雾化液还是封管液，必须要有规范的标签。

6．护理是一项需细心谨慎的工作，任何临床操作均需把患者的安全放第一位。

参考文献

[1] 潘亚男,贾丽红,方英.浅谈实习生带教中的护理安全隐患及防范措施的体会[J].中西医结合心血管病电子杂志,2020,8(4):198.

[2] 高颖.六步教学法在护理专业临床带教中的应用探讨[J].中国卫生产业,2018,15(33):129-130.

[3] 马宏文,赵乃明.5例实习生护理差错的分析与管理措施[J].天津护理,2014,22(3):248-249.

[4] 张希春,吴希荣,洪莹彬,等.行为回放式宣教指导对慢性阻塞性肺疾病患者雾化吸入效果的影响[J].中华现代护理杂志,2013,19(25):3075-3078.

[5] 滕月玲,程丽娜.雾化吸入疗法中的护理风险管理[J].中国医药指南,2016,14(30):266-267.

[6] 彭淑华,王俊红,彭洪华,等.护理实习生全程导师制的开展与成效[J].护理报,2012,19(3):32-34.

[7] 张建伟,谢仙萍,张晓红.护理临床教学中实习生常见差错事故管理分析与对策[J].中国药物与临床,2018,18(9):1624-1625.

（陈蓓蕾、张佩君、房君）